应用型人才护理专业"十二五"规划教材

供高职高专（应用型本科）护理及相关医学专业使用

护 士 礼 仪

主　编 庄　红

副主编 李　艳　王银燕　金　华　周铁波

编　者 （以姓氏笔画排序）

王银燕（河南职工医学院）

马　洁（雅安职业技术学院）

庄　红（四川国际标榜职业学院）

李　艳（成都大学中职部）

宋保兰（黄冈职业技术学院）

金　华（乐山职业技术学院）

周铁波（武汉科技大学城市学院）

张利萍（甘肃武威卫生学校）

黄　敏（成都大学医护学院）

 同济大学 出版社
TONGJI UNIVERSITY PRESS

·上海·

内 容 提 要

本教材主要内容包括:护士礼仪导论,护士仪容礼仪,服饰礼仪,形体美及形体训练,护士仪态礼仪,护士日常社交礼仪,护士言谈礼仪,护士涉外礼仪。本书重在实训,增加了"训练活动"内容,均按活动情景、训练流程、效果评价三部分撰写;对训练难点配有多媒体教学视频课件。

教材中介绍的训练方法简明实用,图文并茂,可操作性强,利于教与学。学生在学习中能很快掌握,并能把护理礼仪、形体训练和日常生活融为一体。

本书可供本科、高职高专、中职护理及助产专业使用,也可供在职医护人员参考阅读。

图书在版编目(CIP)数据

护士礼仪 / 庄红主编.--上海:同济大学出版社,2012.1(2024.1重印)
应用型人才护理专业"十二五"规划教材
ISBN 978 - 7 - 5608 - 4745 - 0

Ⅰ.①护… Ⅱ.①庄… Ⅲ.①护士-礼仪-医学院校-教材 Ⅳ.①R192.6

中国版本图书馆 CIP 数据核字(2011)第 273958 号

应用型人才护理专业"十二五"规划教材

护士礼仪

主 编 庄 红

策划编辑 沈志宏 **责任编辑** 沈志宏 **责任校对** 徐春莲 **封面设计** 陈益平

出版发行 同济大学出版社 www.tongjipress.com.cn
(地址:上海市四平路 1239 号 邮编:200092 电话:021-65985622)

经 销 全国各地新华书店
印 刷 江苏句容排印厂
开 本 787mm×1092mm 1/16
印 张 9
字 数 224 000
版 次 2012 年 2 月第 1 版
印 次 2024 年 1 月第 8 次印刷
书 号 IBSN 978 - 7 - 5608 - 4745 - 0
定 价 29.00 元

应用型人才护理专业"十二五"规划教材
编审委员会

总　　序

百年大计,教育为本。2010 年 5 月 5 日,国务院总理温家宝主持召开国务院常务会议,审议并通过了《国家中长期教育改革和发展规划纲要(2010—2020 年)》(以下简称《规划纲要》)。职业教育是整个国家教育体系中极为重要的一环,《规划纲要》提出要大力发展职业教育,以满足人民群众接受职业教育的需求,满足经济社会对高素质劳动者和技能型人才的需要。其中,关于高等职业教育发展的一个主要目标是,高等职业教育在校生将从 2009 年的 1 280 万人,至 2015 年达到 1 390 万人,2020 年达到 1 480 万人。实现这一目标关键的时间节点就在"十二五"期间,全国高等职业教育在校生的规模将在"十一五"的基础上有一个明显的增长。这是一项极其光荣而艰巨的任务,我们必须为之付出极大的努力。

为进一步贯彻落实《国家中长期教育改革和发展规划纲要》精神,我们对"十一五"期间编写的"21 世纪应用型人才护理系列规划教材",在实践应用的基础上认真总结教学经验,进行了深入严谨细致的修订和改编。新改版的"应用型人才护理及相关医学专业'十二五'规划教材",根据《规划纲要》的指导思想,着力培养学生的职业道德、职业技能和就业创业能力;坚持以服务为宗旨、以就业为导向、以能力为本位,推进职业院校课程标准和职业技能标准相衔接;紧密围绕护理职业高素质技能型人才的培养目标,根据现代护理专业的特点,对原有的课程体系进行有机重组,使之成为适应经济社会发展和科技进步要求的护理专业创新课程体系。

教材是体现教学内容和教学方法的知识载体,是把教学理念、教学宗旨等转化为具体教学现实的媒介,是实现专业培养目标和培养模式的重要工具,也是教学改革成果的结晶。因此,本系列改版教材的修订原则是把提高教学质量作为重点,尝试实行工学结合、校企合作、顶岗实习的人才培养模式。注重学思结合,注重知行统一,注重因材施教。倡导启发式、探究式、讨论式、参与式教学,帮助学生学会学习;激发学生的好奇心,培养学生的兴趣爱好,营造独立思考、自由探索的良好环境;坚持教育教学与生产劳动、社会实践相结合。

在教材编写的安排上,坚持以"必需、够用"为度;坚持体现教材的思想性、科学性、先进性、启发性和适用性原则;坚持以培养技术应用能力为主线设计教材的结构和内容。

在基础课程的设置中,重视与护理职业岗位对相关知识、技能需求的联系,淡化传统的学科体系,以多学科的综合为主,强调整体性和综合性,对不同学科的相关内容进行了融合与精简,使基础课程真正成为专业课程学习的先导。

在专业课程的设置中,则以培养解决临床问题的思路与技能为重点,教学内容力求体现先进性和前瞻性,并充分反映护理领域的新知识、新技术、新方法。

在内容文字的表达上,避免教材的学术著作化倾向,不追求面面俱到,注重循序渐进、深入浅出、图文并茂,以有利于学生的学习和发展,使之既与我国的国情相适应,又逐步与国际护理教育相接轨。

本系列改版教材包括《人体结构与功能》、《病原生物与免疫》、《医用化学》、《生物化学》、《药理学》、《病理学》等6门医学基础课程和《护理学基础》、《健康评估》、《内科护理》、《外科护理》、《儿科护理》、《妇产科护理》、《五官科护理》、《急重症护理》、《临床护理技能操作规程》、《社区护理》、《老年护理》、《康复护理》、《临床营养学》、《护理心理学》、《护理管理学》、《护理行为学》等16门专业课程;新编教材《护士礼仪》、《护理人文素质读本》等正在开发编写中。其中12门课程教材入选普通高等教育“十一五”国家级规划教材;22门课程教材于2007年列为上海市重点图书;其中另有多门主干课程教材分别在“十一五”期间评为华东地区及主编所在地区的省级精品课程(重点)教材。

本系列改版教材供高职高专护理专业学生使用,其中的医学基础课程教材也可供其他相关医学专业学生使用。为了方便教学,本系列改版教材同期开发相关的电子教材(教案)、试题库以及实训(实验)指导等教辅资料与教材配套发行。

本系列改版教材的编写得到了各参编院校的大力支持与协助,编审委员会从各院校推荐的众多教师中认真遴选出学术造诣较深、教学经验丰富的教师担任主编和编委。其中多名主编、副主编及主审老师为教育部高职高专相关医学类教学指导委员会委员,并吸纳了一些临床医疗单位和相关医疗机构的专业人员加盟参编。这就在相当的程度上,为整体提高教材编写质量提供了充分的保证。各位编写人员克服了困难,按时圆满完成任务。在此谨向各参编院校的领导和各位参编老师表示由衷的感谢。

尽管我们已尽了最大努力,但由于时间仓促,水平和能力有限,本系列改版教材的不足之处在所难免,敬请有关专家和广大读者批评、指正,今后将根据师生和读者的反馈意见不断修订完善。

云 琳

2010 年 10 月

前　言

为适应现代社会发展和职业岗位的需求，人们在增长知识、提高技能的同时越来越注重职业形象，讲究礼仪修养和仪容仪表形象日益成为一种职业需求。通过礼仪学习，可以使人们拥有高水准的、符合职业形象要求和适应社会交往的礼仪标准。当前倡导的人性化护理，护理对象对于护士不仅要求有较高的专业技能素质，对于护士的礼仪素养也有一定的要求。为此，我们必须十分重视护士的礼仪学习与形体训练，了解仪态优雅对于一名执业护士的真正含义及护士礼仪的基本规范，培养具有良好综合素质的护理人才。

由于护理礼仪的技能训练对许多教师都有一定的难度，因此开设本课程需要有既适合于教师掌握训练方法又有利于学生学习、易教易学的教材。本教材较好地解决了这一问题，首先从护士礼仪导论阐述入手，主要内容包括护士仪容，服饰礼仪，形体训练，仪态礼仪，社交礼仪，言谈礼仪以及涉外礼仪，旨在造就高尚的护士礼仪素养和习惯，以适应现代护理工作的需要。教材中所介绍的礼仪和形体训练方法简明实用，图文并茂；对礼仪操及训练难点另配有多媒体教学视频课件，既有局部训练，也有整合训练，可操作性强。

本教材的编写在内容上注重知识与能力、兴趣与爱好、理论与实践相结合；在结构编排上，层次分明、有机连贯，是一本集实训、教学、实践和岗前培训于一体的新型教材。

本教材在编写过程中，得到了成都大学医护学院、中职部领导、老师和礼仪队同学们的大力支持，以及河南职工医学院、雅安职业技术学院、黄冈职业技术学院、乐山职业技术学院、武汉科技大学城市学院有关领导和同仁的关心和帮助，在此谨表示诚挚的感谢。同时，对于各位参编老师认真仔细的工作，一并表示由衷的感谢。

限于编者的学识和能力，难免错漏，恳请专家、使用本教材的师生及读者谅察指正。

庄　红

2011 年 9 月

目　　录

第一章 护士礼仪导论

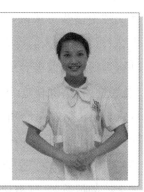

【学习目标】

1. 了解：礼仪的分类

　　　　护士礼仪的学科特点

2. 掌握：礼仪和护士礼仪的概念

　　　　礼仪的基本特征和原则

　　　　学习护士礼仪的意义与方法

礼仪是在人类历史发展进程中逐渐形成并积淀下来的一种文化现象。它既是人类社会文明的重要标志，也是规范每个社会成员言行的约束力量。"不知礼，无以立。"在现代社会，礼仪作为人际交往的通行证、润滑剂，越来越受到人们的高度重视，尤其是服务行业。

第一节 概　述

中国是一个历史悠久的文明古国，以"礼仪之邦"的美誉著称于世，中国千百年的历史和文化积淀形成了一套高尚的道德准则和完整的礼仪规范体系。自古以来，人们就十分注重社会的文明与道德，也注重其表现形式——礼仪。古时"仁、义、礼、智、信"被称为五常；明末清初著名的哲学家、思想家、教育家颜元说："国尚礼则国昌，家尚礼则家大，身有礼则身修，心有礼则心泰。"可见礼仪的重要。在现代生活中，礼仪与每个人都有着密切关系。礼仪是社会人际交往的行为准则，是国家社会风气的现实反映，是民族精神文明和进步的重要标志。护士礼仪是时代发展的产物，它不仅传承了中国文化的精髓，而且汲取了相关学科及外来文化的精华，并发展了护理学科。因此，护士礼仪除具有礼仪的基本特征以外，还具有护士专业的文化特性。护士为什么要学习礼仪？礼仪作为一种行为规范或行为模式，在人类社会生活的各个方面都发挥着重要的作用，我们除了要了解礼仪的基本概念及特点外，还应该明确护士礼仪的概念和特征，并遵循礼仪的基本原则，为今后的礼仪实践奠定良好的基础。

一、礼仪的基本概念和分类

(一) 礼仪的基本概念

礼仪是指人们在社会交往中形成的,既为人们所认同,又为人们所遵守,以建立和谐关系为目的的各种符合礼的精神及要求的行为准则或规范的总和。它是人们在长期共同生活和相互交往中逐步形成的,并以风俗、习惯和传统等形式固定下来的。由于礼仪是社会、道德、习俗、宗教等方面人们行为的规范,所以它是人们文明程度和道德修养的一种外在表现形式。这种行为规范包含着个人的文明素养,也体现出人们的品行修养。礼仪是"礼"与"仪"的合称,"礼"是一种道德规范,即尊重;孔子说过:"礼者,敬人也。"在人际交往中,既要尊重别人,也要尊重自己。"仪"是恰到好处地向别人表达尊重的具体形式。简而言之,礼就是尊重;仪就是表达。如打电话时谁先挂? 交际礼仪有其规则,地位高者先挂,这就是在礼仪表达细微之处见"敬人"之真情。总之,真正的礼仪行为应该是个人内在的礼貌修养在特定场合下以特定的形式表达的持续的、规范化的行为,是内在修养和外在形式的统一。

礼仪主要表现形式为礼貌、礼节、仪表、仪式等。

礼貌:礼貌是人们在交往过程中相互表示敬重和友好的行为规范,如遵守秩序,言而有信,尊老敬贤,待人和气,仪表端庄,讲究卫生等,它是礼仪的内在原则规范。莎士比亚曾说:"礼貌像气垫,里面什么都没有,但能奇妙地减少颠簸。"

礼节:礼节是社交场合表示尊敬和友好的惯用形式,是礼貌在语言、行为、仪态上的具体规定。如鞠躬、点头致意、握手等。

仪表:"仪"指一个人的面容、服饰等,"表"指这个人的举止、风度等;外表之美与优雅动作之美构成了仪表之美。

仪式:仪式是指在一定的场合举行的具有专门程序的规范化活动。如升旗仪式、颁奖仪式、结婚仪式等。

在学习礼仪、运用礼仪时,需注重三个基本的理念:①尊重为本。礼仪最重要的要求就是尊重,尊重上级是一种天职,尊重下级是一种美德,尊重同事是一种本分,尊重客人是一种常识,尊重对手是一种风度,尊重所有人是一种教养。②善于表达。在与人交际时要善于表达自己的律己与敬人之心,否则会影响到有效沟通。③形式规范。讲不讲规范,是一个人素质问题;懂不懂得规范,是一个人的教养和修养问题。

(二) 礼仪的分类

根据礼仪适用对象、场合及应用范围的不同,可将其分为日常生活礼仪、职业礼仪、社交礼仪、涉外礼仪四大类。

1. 日常生活礼仪　包括个人礼仪、家庭礼仪、出行礼仪等。在日常生活中讲求礼貌、礼节,如在家中待客,要为客人创造一个整洁、舒适的环境,让客人体会到主人的热情与细心,与朋友交往中注重必要的礼仪形式,可使友谊地久天长。

2. 职业礼仪 主要指人们在各种工作岗位上应当遵从的职业行为准则。通常按其行业可分为政务礼仪、商务礼仪、服务礼仪等。护士礼仪则属于服务礼仪范畴。

3. 社交礼仪 社交礼仪又称交际礼仪,是指人们在人际交往过程中所应用的礼仪。

4. 涉外礼仪 涉外礼仪是指在长期的国际交往中,逐步形成的外事礼仪规范,也就是人们参与国际交往所要遵守的惯例,是约定俗成的做法。它强调交往中的规范性、对象性、技巧性。既要体现国家一贯奉行的对外政策,又要表现出本民族特有的礼仪风貌;既要热情友好,又要不卑不亢,尊重他国的礼仪习俗。

二、礼仪的基本特征和原则

(一) 礼仪的基本特征

礼仪通常具有以下六个基本特征。

1. 共同性 人们追求真善美的愿望是一致的,礼仪是社会各阶层人士所共同遵守的准则与行为规范。每个人都要依礼办事,全人类不管哪个国家,哪个民族都以讲礼仪为荣。不少礼仪是全世界通用的,具有全人类的共同性。例如:问候、打招呼、礼貌用语、各种庆典仪式、签字仪式等等,大体是世界通用的。

2. 传承性 礼仪规范将人们交际活动中约定俗成的程式固定下来,这种固化程式随着时间的推移沿袭下来,形成了继承性特点。人们对流传下来的礼仪规范应采取汲取精华,去其糟粕,古为今用的态度。例如:在重大活动中,座次以北为上、以右为尊的规则,就是继承了传统礼仪,成为现今人们仍沿用遵守的礼仪规范。

3. 差异性 不同的文化背景,产生的礼仪文化亦不同。由于地域的不同,民族的不同,礼仪除了共同性特点之外,还带有本地域民族的自身特点。例如:有一种手势,大拇指和示指环成圆圈,其余手指伸展,意思是"OK",这种手势在美国表示"赞同"、"了不起",但是在巴西则是指责别人行为不端。礼仪的差异性还表现在礼仪的等级差别上,对不同身份地位的对象施以不同的礼仪。此外,行业礼仪也有其差异性,商贸、航空、医务、外交等都各具特色。所以,礼仪除了具有一定的固定形式与规范外,还要注意因时因地因对象的不同而"入乡随俗"。

4. 时代性 任何时代的礼仪,由于其时代的特性和内容,往往决定了它的表现。礼仪文化随时代的进步而变化。比如过去的祝贺书信、电报已经被现在的电子贺信所取代。

5. 适应性 我们说不同国家、不同民族、不同地域的礼仪具有差异性,但并不是说各民族之间的礼仪是绝对排斥的,而是可以互相渗透、互相适应、互相学习和接受的。随着信息技术革命的不断发展,世界各国之间、不同民族之间、不同地域之间的交往与沟通将会日益频繁和密切,饱含文化内涵的礼仪将会更多地相互影响,相互渗透,相互取长补短,一些共同的礼仪将被作为国际公认的行为规范而普遍采用。

6. 通俗性   礼仪规范的产生和形成不是以个人的意志为转移的,而是各种社会因素交互作用的产物,是由风俗习惯形成的,大多数并无明文规定,却可以在相应的社会空间里广泛流传,被社会成员所认同、所遵从。礼仪广泛地存在于日常生活和工作的各个层面,人人可用,人人必用。

(二) 礼仪的基本原则

1. 敬人原则   敬人是礼仪的灵魂,是礼仪的情感基础。人们在社会交往中,要敬人之心长存,做到互谦互让、互尊互敬、友好相待、和睦相处,不可伤害他人的个人尊严,更不能侮辱对方人格。

2. 遵守原则   在交际应酬中,每一位参与者都必须自觉自愿地遵守礼仪的约定,用礼仪去规范自己在日常生活中的言行举止,把握分寸。

3. 自律原则   这是礼仪的基础和出发点。学习、应用礼仪,需要重视自我要求、自我约束、自我控制、自我对照、自我检点和自我反省。

4. 宽容原则   即人们在交往活动中运用礼仪时,要严于律己,宽以待人。这就要求我们在日常生活中,时时留意自己的言行是否符合礼仪,要多宽容他人不同于己、不同于众的行为,要多体谅、多理解他人,求大同、存小异。切不可求全责备,过分苛求。

5. 真诚原则   运用礼仪时,务必诚信无欺、言行一致、表里如一,并使交往的对方理解和接受你的真诚。

6. 从俗的原则   礼仪的形成源于风俗习惯,由于国情、民族、文化背景的差异,交往双方应尊重对方,必要时"入乡随俗",与绝大多数人的习惯做法一致;切勿目中无人、自以为是。

7. 平等原则   即"一视同仁,真诚关心"的原则。在具体运用礼仪的时候,根据不同的交往对象,采取不同的具体方法。但在"尊重他人"这一基本问题上对任何交往对象都应一视同仁,以诚相待,给予同等程度的礼遇,切忌厚此薄彼、亲疏有别。

8. 适度原则   在人际交往中,应根据不同的场合、不同的对象,恰当把握好社交距离和情感尺度,即"不卑不亢,自尊自爱"的原则。在应用礼貌礼仪时,既要合乎规范、讲究运用技巧,又要把握分寸,适度得体;既要彬彬有礼,又不卑躬屈膝;既要热情大方,又不轻浮献媚;既不盛气凌人,也不妄自菲薄。

三、护士礼仪的概念和学科特点

(一) 护士礼仪的概念

护士礼仪是护理工作者在进行医疗护理和健康服务过程中,自觉遵守的行为规范和准则,是护士素质、修养、行为、气质的综合反映，它既是护理工作者修养素质的外在表现，也是护理人员职业道德的具体表现。它的形成和发展对护士职业形象的塑造和提升起到了举足轻重的作用。

（二）护士礼仪的学科特点

护士礼仪是随着现代健康观念、医学模式和护理理念的巨大转变而形成和发展的。它是由护理和礼仪这两门学科相互渗透而形成的一门新兴学科。这门学科有下述鲜明特点：

1. **较强的应用性**　护士礼仪是一门应用性学科，其教学目的十分明确，就是为了将礼仪应用于护理工作实践，以更好地为患者服务。作为一门学科，它必然涉及许多理论问题，但对这些理论不强求背诵，不强求记忆；只要求在理解的基础上加以运用，在护理活动中的一言一行、一举一动都达到礼仪的规范要求。

2. **较强的实践性**　护士礼仪的应用性特征，决定了它在教学过程中要特别注重实践，注重各项礼仪规范的模拟操作训练，而不是在理论演绎、概念探讨方面下工夫，使之在今后的各项护理活动中，自觉讲礼仪、自觉用礼仪，养成良好的礼仪习惯。

3. **较强的综合性**　护士礼仪作为一门学科，它除包括护理和礼仪这两门学科的主干知识外，还渗透了社会学、伦理学、心理学、传播学和美学等学科的相关理论，是一门科学性、知识性、应用性、综合性都很强的学科。护士礼仪既是对这些学科研究范围的拓展，又是这些学科在护理工作中的具体运用。

第二节　学习护士礼仪的意义与方法

目前，以人为本的护理理念和多元护士角色的要求，已向护士的综合素质提出了严峻的挑战，而护士礼仪的学习，对护士综合素质的提高起着重要的作用。礼仪教养不是先天具备的，而是后天磨炼的结果。每个人都可以通过努力学习、刻苦练习而使自己具备良好的礼仪素养；但礼仪的学习又不是单纯的动作模仿、语言客套，更不是笨拙的"东施效颦"。要使自己具备良好的礼仪素养，需要经过长期的知识积累、情操陶冶和实际的践行、应用。应当从道德、性格、习惯、知识等方面进行全面培养，只有慧于中才能秀于外。

一、学习护士礼仪的意义

（一）有助于提高护士的自身修养

礼仪是一个人内在素质和外在形象的具体体现；礼仪是个人心理安宁、心灵净化、身心舒适、个人增强修养的保障。在人际交往中，礼仪往往是衡量一个人文明程度的准绳。它不仅仅反映着一个人的交际技巧与应变能力，而且还反映着一个人的气质风度、阅历见识、道德情操和精神风貌。透过一个人的礼仪表现,即可判断出他的教养高低、文明程度和道德水平。而礼仪必须通过学习、培养和训练,才能成为人们的行为习惯。由此可见,学习、应用礼仪与提高个人修养关系密切。

(二) 有助于提高护士的职业形象

弗朗西斯·培根曾说:"举止彬彬有礼的人,一定能赢得好的名誉。这正如西班牙的伊丽莎白女王所说,'礼节乃是一封通行四方的推荐书'。"

护士礼仪不仅反映从事护理工作人员的外在精神状态,更是内在思想素质、道德品质、敬业精神和自身修养等深层次的体现。在提供护理服务的过程中,护理人员的仪表仪态、言谈举止都会给服务对象的心理和健康产生很大的影响。优美的仪表、和蔼的态度、亲切的语言、优雅的举止能给患者留下良好的第一印象,使患者产生一种信任感和安全感,融洽了护患关系,可有效地消除患者由于陌生环境带来的紧张焦虑心理。而这些作用无不要求护理人员要更新观念、加强自身学习,提高综合素质,做到"我形我塑",告别"我行我素"。礼仪知识的学习与运用是培养护理人员良好职业素质,树立良好专业形象的重要手段之一。同样也能使自己拥有一颗圣洁、仁爱的心灵。

(三) 有利于塑造良好的医院形象

南丁格尔说:"护士是没有翅膀的天使,是真、善、美的化身。"基于职业的需要,护理人员应该力求做到心灵美、仪表美、举止美与语言美的和谐统一。护士职业形象与工作礼仪的好坏直接影响着社会对护士职业的评价,也直接体现和影响着医疗护理服务水平的高低。热忱的态度、优质的护理、饱满的精神面貌直接显示出医院的管理水平。

护士礼仪有助于护理交往活动的审美化,形成美的职业形象和美的职业风气,建立良好的人际关系,使服务对象和周围人们的精神感到愉悦,感受到人世间的善良和美好,达到心理和生理两舒适;借助于护士礼仪的表现形式,使护理技术更具有人性化。

因此,学习和运用护士礼仪,有利于护士在护理实践过程中,时刻保持良好的精神状态,自觉地按照礼仪的基本要求去规范、检点言行举止,以自身的形象换得公众的认可,为自己以及自己所代表的医院赢得美誉。同时,社会对护士职业的评价,也影响到护士在社会中的地位。

二、学习护士礼仪的方法

(一) 联系实际

护士礼仪是一门应用学科,学习时要注意理论与实际相结合。脱离实际的礼仪知识是不值一文的空谈,而缺乏理论指导的礼仪行为又往往陷于盲目。如人际交往实践作为学习礼仪的一个具体过程,不仅可以使人加深对它的了解,强化对它的印象,而且还可以检验其作用,判断个人掌握、运用礼仪的实际水平。并且要善于找出自己言行失检之处,自觉改正。

（二）训练规范

一个人的礼仪修养不是与生俱来的，也不是自发形成的，而是通过模仿训练以及后天学习逐渐积累而成的。如向患者表示关心、友好的方式有很多，除涉及语言的语速、语态、语音等问题，还涉及一些形式上的礼节，比如鞠躬、手势、非语言行为等，都必须进行规范性的训练。

（三）反复实践

学习礼仪是一个从认识到实践的不断强化的过程。要使自己成为一个知礼、守礼、行礼的人，就必须把对礼仪的认识运用到实践中去，化为实际的礼仪行为。从与自己工作、生活最密切的地方做起，并在实践中反复运用，反复体验，形成习惯，形成"动力定型"，使礼仪成为一个自然而然的表达。

（四）多头并进

护士礼仪是一门综合性学科，它融合了其他众多学科的相关知识，故应与其他学科同时并举，相辅相成，共同提高。尤其不要忽视思想政治理论及医护理论的学习，只有具备了较高的思想政治觉悟和较丰富的医护理论知识和技能，护士礼仪才能成为有本之木、有源之水。最终达到"秀外慧中"、"诚于中而形于外"的目标，体现出护士礼仪特有的美的本质和人文精神（图1-1）。

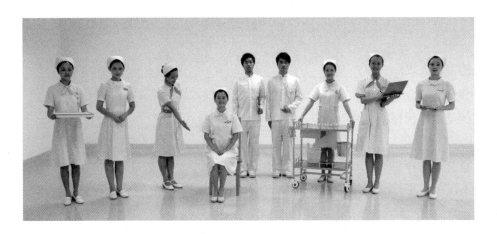

图1-1　护士礼仪体现职业素质和人文精神

练 习 题

一、选择题

1. 礼仪是以建立以下哪项为目的的各种符合礼的精神及要求的行为准则或规范的总和(　　)

    A. 同等关系　　　　　B. 和谐关系　　　　　C. 平等关系　　　　　D. 不平等关系

2. 社交场合表示尊敬和友好的惯用形式,是礼貌在语言、行为、仪态上的具体规定。这是指(　　)

    A. 礼仪　　　　　　　B. 礼节　　　　　　　C. 仪表　　　　　　　D. 仪式

3. 礼仪的形成,源于(　　)

    A. 某种制度　　　　　B. 某人的想法　　　　C. 原始部落　　　　　D. 风俗习惯

4. 以下哪项是礼仪的灵魂和情感基础(　　)

    A. 宽容　　　　　　　B. 自律　　　　　　　C. 敬人　　　　　　　D. 平等

5. 在人际交往中,应根据不同的场合、不同的对象,恰当把握好社交距离和情感尺度。所遵循的原则是(　　)

    A. 适度原则　　　　　B. 平等原则　　　　　C. 真诚原则　　　　　D. 自律原则

二、填空题

1. 在学习礼仪、运用礼仪时,需遵从的三个基本理念是＿＿＿＿＿＿＿＿＿；＿＿＿＿＿＿＿＿＿ ＿＿＿＿＿和＿＿＿＿＿＿＿＿＿。

2. 礼仪的主要表现形式为:＿＿＿＿＿＿＿＿＿,＿＿＿＿＿＿＿＿＿,＿＿＿ ＿＿＿和＿＿＿＿＿＿＿＿＿。

3. 礼仪的基本特征包括:＿＿＿＿＿＿＿＿＿,＿＿＿＿＿＿＿＿＿,＿＿＿＿＿＿＿＿＿, ＿＿＿＿＿＿＿＿＿,＿＿＿＿＿＿＿＿＿和＿＿＿＿＿＿＿＿＿。

4. 礼仪是人们在社会交往中形成的,既为人们＿＿＿＿＿＿,又为人们＿＿＿＿＿＿,以建立 ＿＿＿＿＿＿为目的的各种符合＿＿＿＿＿＿＿＿＿的行为准则或规范的总和。

三、简答题

1. 简述护士礼仪的概念和学科特点。

2. 简述学习护士礼仪的意义。

（庄　红）

第二章　护士仪容礼仪

【学习目标】

1. 了解：护士仪容礼仪的意义

2. 掌握：护士不同发式的梳理和妆饰方法

3. 熟练掌握：面部及头部的修饰要领

【训练活动】

1. 训练活动一：目光的练习

2. 训练活动二：微笑的练习

3. 训练活动三：面部化妆技巧练习

4. 训练活动四：头发修饰练习

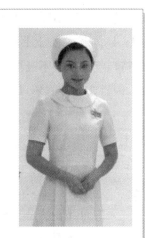

仪容就是人的容貌，主要指人的头部，包括面部、发型等。在人际交往中，仪容是传达给人感官最直接、最生动的第一信息，每个人的仪容都会引起交往对象的特别关注，并将影响到对方对自己的整体评价。仪容美是对个人仪容的首要要求。仪容美包括自然美、修饰美、内在美三个境界。其中自然美是人的心愿，内在美是最高境界，而修饰美是仪容礼仪的重点。仪容的修饰是依照规范与个人条件，对仪容进行必要的修饰，扬其长，避其短，并塑造出最完美的个人形象。护士的美好仪容既反映了护士爱美的心理需要，又体现了对患者的礼貌和尊重，既展示了个人的良好修养，又表现了对本职工作的高度责任心和事业心，影响着患者对护士乃至医院的整体评价。

第一节　护士面部仪容礼仪

护士的面部仪容礼仪主要包括整洁端庄的面容；自然传神的表情；恰到好处的修饰化妆。

一、个人卫生

由于护理工作的特殊性，护士与患者常常是近距离接触，因此护士最基本的面部仪容礼仪要求是讲究个人卫生，包括面部、眼部、鼻部、口部、耳部等部位的卫生。

1. **面部** 应做到面部清洁,即通过勤洗脸,使面部干净清爽、无汗渍、无油污、无泪痕、无任何不洁之物。洁面过程是洗净双手,用温水湿润面部,将适合自己肤质的洁面乳涂在脸上后轻轻打圈按摩,用清水冲净面部。

2. **眼部** 要及时清除眼角的分泌物,佩戴眼镜者应及时对其进行揩拭和清洗,以保持洁净。

3. **鼻部** 应保持鼻腔清洁,鼻孔通畅无分泌物,及时修剪鼻毛。

4. **口腔** 护士上班前应不吃异味食品,如果已经食用,可咀嚼茶叶或口香糖以消除异味,保持口气清新。不吸烟,不喝浓茶。要养成定时刷牙的好习惯,做到"三个三",即每天刷牙 3 次,饭后 3 分钟刷牙,每次刷牙 3 分钟。

5. **耳部** 应注意耳部卫生,洗脸时同步清洗耳朵,及时清除耳中的分泌物,修剪外露耳毛。

二、面部表情

人的面部表情是非常丰富的,是人的思想感情和内在情绪的外露,其喜、怒、哀、乐都是通过口、眉、鼻及面部表情肌肉的不同形式来体现的,而每一个细微变化,都可能传递出某种信息。因此,护士应理解表情、把握表情,在与患者交流过程中以亲切、自然、沉稳的表情使对方获得安全信赖感并感受美好的情感,不仅有利于患者康复也促进护患合作。面部表情的具体要求如下。

1. **目光** 俗话说眼睛是心灵的窗户,目光则是面部表情的核心。目光的运用直接影响着表情。护士在与患者交流的过程中,应善于运用目光接触,目光要坦然、亲切、温和、大方,用目光表达意愿、情感,同时还要观察患者的目光,了解其心理活动。行为科学家认为只有相互注视对方才能彼此沟通。

(1)目光注视的部位 社交注视区域,即以双眼为上线、唇心为下顶角所形成的倒三角区内。一般情况下,不宜注视他人头顶、大腿、脚部与手部,也不能"目中无人"。对异性而言,通常不应注视其胸部以下。护士在与患者的交往中,其目光的注视部位主要在社交注视区域为好,表情要真诚、自然,给对方一种恰当、有礼貌、被重视的感觉。但要注意最好不要聚集一处,以散点柔视为宜。当双方相距较远或站立服务时,应以对方的全身为注视点。

(2)目光注视时间 在交谈中,听的一方通常应多注视说的一方。如为患者进行入院评估时,注视对方的时间应占全部相处时间的 2/3 左右,若少于全部相处时间的 1/3,则不易赢得对方的信任。每次注视时间不超过 10 秒。

(3)目光注视的角度 护士在不同的场景下应使用不同的注视角度,以免患者产生误会。

在接待患者或患者家属时使用直视,以示尊重;在与对方交谈时使用平视,以体现护患地位的平等;在为患者进行护理操作时常用俯视,显出爱护之意。

（4）目光注视的对象 面对老年患者,目光应略为向下,以示恭敬;对待患儿,目光宜亲切宁和,以示爱心;对待新入院的患者,目光应温和亲切,以示温暖;对待康复的患者,目光应热情洋溢,以示祝贺;对待逝者的亲属,目光应忧伤沉痛,以示同情、哀思。

（5）目光注视的均衡性 护士在病房与众多患者交流时,应避免注视的"失衡性",即环视在场的所有人员并在每个人身上停留的时间和次数要大致相等,以免产生被冷落或被轻视的感觉。

总之,护士在工作中目光运用正确,就能发挥应有的作用。另外,护士还应学会"看懂"患者目光的含义,特别要注意疑虑、忧伤、烦躁、惊恐等目光的表达,以便及时采取正确的护理方法。

2. 微笑 微笑是人最美的表情。有人说微笑"如阳光,可以驱散阴云;如春风,可以驱散寒意"。微笑具有多方面的魅力,它虽然无声,却可以表达出喜悦、赞许、同意、同情等许多信息。护士的微笑对患者的安抚胜过千言万语,可增加患者对护士的信任感、安全感,给患者带来温暖和生命的希望,增添了战胜疾病的信心和勇气,即使是面对濒危患者,护士的微笑也能体现对患者临终的人文关怀。同时,微笑还可消除护患双方隔阂。因此,护士应以自然真诚的微笑面对人生,面对患者,为患者创造出愉快的氛围。

知识链接
微 笑 的 作 用

发自内心的微笑似扑面的春风,能温暖人心,是各种服务人员标准表情。英国发明家斯提德认为:微笑无需成本,却能创造价值。美国一家百货商店的女经理强调:"我宁愿雇佣有愉快笑容的初中女孩子,也不愿雇佣神情忧郁的女博士。"

（1）微笑的特征 微笑是略有笑容,不明显、不出声的笑。笑时不牵动鼻子、不露出牙齿,面部肌肉平缓向上向后舒展,眉梢上推,唇部向上移动,两边嘴角部位上弯呈弧形。在日常生活中,笑的种类很多。合乎礼仪的笑容有:含笑,属于程度最浅的笑,它不露齿、不出声,仅是面含笑意,表示对人友善、接受他人的表情。微笑,属于比含笑为深的笑,表情轻松愉快,面露喜悦之色。微笑是笑容里最自然大方、最真诚友好、适用范围最广、最具魅力的表情。轻笑,属于比微笑更深的笑,它是嘴唇微微张开,上齿显露在外,依然未发出声音,是与亲友会见、遇上喜庆表示愉快、欣喜的时候的表情。浅笑,属于轻笑的一中特殊情形,浅笑时抿嘴,下唇大多被含于上下牙齿之间,是年轻女性出现害羞时的表情。大笑,属于比浅笑更深的笑,两嘴唇大张,弧形较大,上下牙齿显露在外,口中发出笑声,是尽情欢乐、高兴万分的表情。

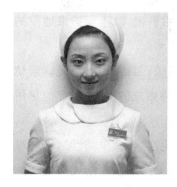

图2-1 护士的职业微笑

（2）护士的职业微笑　护士的微笑是临床工作中的一个重要部分,护士微笑时是眉、眼、鼻、唇、齿以及面部肌肉、声音相互协调的综合运动。应当"发乎情,出乎心",它透出内心的纯真,是自然大方的流露,既不拘束,也不做作(图2-1)。

只有这种真诚友善的微笑才会得到患者和家属的信任与敬重,才能建立和谐的护患关系,为进一步的沟通创造良好的氛围。同时,护士的微笑也要注意场合、环境及他人的心态,不能随意滥用。不合时宜的笑容,只会适得其反。例如,当护士面带微笑告诉患者家属一个不幸的消息时,就会有幸灾乐祸的嫌疑,当护士看着残疾患者困难的行动而面带微笑时,就会在不经意中伤害他们的自尊和情感。因此,微笑要分清对象、场合,把握住度,恰当地表达个人的情感。

（3）笑的禁忌　护士在正式场合不能出现以下有失礼仪的笑:皮笑肉不笑的假笑、幸灾乐祸的窃笑、语中带刺的讥笑、贬低他人的嘲笑、讨好他人的媚笑、产生敌意的冷笑、面容凶狠的狞笑、不三不四的怪笑。

三、面部化妆

化妆是采用化妆品,按一定技巧和方法对自己或他人进行修饰,以使容貌变得靓丽的一种饰法。通过化妆可遮盖或修补容貌的缺陷,化妆也能体现人的涵养与礼貌,既显示出对他人的尊敬,也可使自己得到别人的尊重。化妆还能丰富生活的色彩,使自己舒心惬意。同时化妆的合理应用,可起到保养皮肤,延缓衰老的目的。尽管女士对化妆更加重视,但它不只是女士的专利,根据不同情况,男士也应进行适当的化妆。

化妆要因人、因地、因时而异。即在个人基本条件的基础上,考虑年龄、性格、职业、气质,选择不同的化妆品和化妆技术,以达到最理想的化妆效果。护士的化妆,应体现出端庄、大方、自然、素雅、适宜、得体的职业特征,突出自身所具有的自然美,以淡妆为宜。

（一）化妆的具体要求

1. 根据肤色调配化妆色彩　色彩应和谐统一,与自己肤色恰当结合,才会使肤色自然协调,不可在化妆后明显改变自己的肤色。

2. 根据脸型调配化妆区域　对于宽脸型者,化妆的部位可集中一些,描眉、画眼、涂口红、染腮红应集中在中间,有收拢缩小面部之感。对于窄脸型者,化妆的部位可放宽一些。

3. 眼部的化妆　眼睛是人际交往中被注视最多的部位,也是面容修饰最重要的部位。为达到突出面部美的效果,在眼部化妆时,强调眉毛自然美,眉型修饰要适合眼睛的形状。眉头与鼻梁中间要刚好是一根示指的宽度;眉峰的位置刚好在黑眼珠外侧,可用笔杆垂直确认位置;眉尾、眼尾、嘴角,要刚好连成直线,是最合适的长度(图2-2);再用眉刷轻刷眉毛,以理顺眉毛。眼线突出眼睛轮廓,使眼睛看起来更明显。

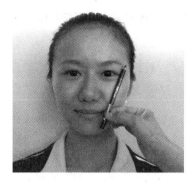

图2-2　眉尾定位

4. 腮红晕染因人而异　腮红可使人健康精神,并可弥补脸形的不足。根据脸型确定晕染方法。对于长脸形者,应采用横染;对于宽脸型者应采用直染;对于瓜子脸型者,应采用以面颊中偏上处为重点再向四周散开。一般情况下,白天宜选用粉红或玫瑰红胭脂,晚上宜选用曙红色胭脂,还应注意腮红的颜色应与口红、眼影色相协调。

5. 口红的选择　口红可增加唇部血色美感,一般应选用与唇色接近的颜色,如淡红色,看上去真实自然,又有鲜明立体感。

6. 其他　原则上男士不留胡须,需要每天剃须修面。女士汗毛过长也不雅观,也应及时修剃。

(二) 化妆的禁忌

1. 切勿当众化妆　当众化妆是非常失礼的举动,既不自重,也是对他人的妨碍。即使补妆也应到无人的房间。

2. 切勿浓妆艳抹　除舞台妆的特殊要求外,一般工作妆若过浓、过艳甚至香气四溢,会有令人窒息的感觉,给他人带来不良影响。

3. 切勿借用化妆品　借用他人的化妆品,既不卫生,也不礼貌。使用了与自己肤质不适的化妆品,甚至会发生皮肤的过敏反应。

4. 切勿评论他人的化妆　化妆的手法是个人审美情趣体现,其效果与综合因素有关,因此,切勿对他人化妆加以评论或非议。

■ 训练活动一:目光的练习

1. 活动情景

教师指导学生集体练习,配轻音乐。

2. 训练流程

准备:2人或4人为一组,衣着整齐,端坐镜前,头要正,身要直,舌抵上腭,下颌内收。

动作方法:戴上口罩欣赏自己的眼睛,与镜中的眼睛交流,不借助嘴,让眼睛微笑。看镜中的你是否笑得很美。按要求"定格"后与同学相视,互相评价,指出不足继续练习。

3. 效果评价　见评价表。

训练活动二:微笑的练习

1. 活动情景

教师指导学生集体练习,配轻音乐。

2. 训练流程

准备:衣着整齐,端坐镜前,调整呼吸自然顺畅,将自己的精神状态调整到最佳状态,静心 3 分钟。

动作方法

(1) 面对镜子,两颊上提,轻扬起,嘴角向上,唇微闭,不露出牙齿,眉位提高,眉毛略微上扬成弯月形,不发出笑声。

(2) 摆出"一"字口型,上扬嘴角 10 秒钟后,发英文字母"e"音,恢复原状。隔 3 秒钟再次上扬,如此重复几次。在嘴角上扬时,可仰起头,使头颈部肌肉保持紧张和伸展,有利于颈部皮肤的紧致和富有弹性。接下来,注意面部肌肉舒展开,同时眼神与其配合,达到眉目舒展的微笑面容。

3. 效果评价　见护士仪容礼仪评价表。

训练活动三:面部化妆技巧练习

1. 活动情景

教师讲解化妆步骤,指导学生练习。

2. 训练流程

准备:化妆用品,面部清洁,端坐镜前,评估自己的脸型、五官轮廓、肤色,束发。

动作方法:护士工作妆面部化妆技巧分为整体化妆法和快速化妆法。

整体化妆法

(1) 修眉:用修眉工具将多余的眉毛修除,使眉型整齐流畅。

(2) 上化妆水:给皮肤补充水分与营养,收缩毛孔。用消毒棉花蘸化妆水涂抹于皮肤并用手轻拍使其渗透。

(3) 涂润肤露:可滋润皮肤并增强皮肤与化妆品的亲和性。自下而上均匀涂。

(4) 施粉底:可遮盖面部瑕疵,改善肤色和皮肤的质感,使皮肤细腻洁净。油性皮肤用粉底液或粉饼,干性皮肤用粉底霜;红脸皮肤用淡绿色粉底,黄灰皮肤选择紫色粉底,偏黑的皮肤用深棕色粉底。用按压法均匀地涂遍整个面部、耳部、颈部。

(5) 扑脸粉:用粉饼固定粉底。以减少粉底在皮肤上的油光感。并防止妆面脱落和走形。

(6) 画眉:眉的描画应与眼形和脸对称。描眉时把握眉头颜色淡、眉峰颜色深、眉尾最细的原则。再用眉刷轻刷眉毛,以理顺眉毛(图 2-3)。

(7) 画眼线:用眼线笔贴着睫毛根画,上睫毛线从内眼角向外描画,下眼线从眼尾向下眼睑

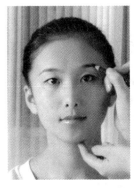
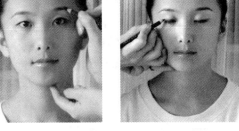
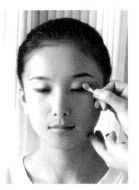
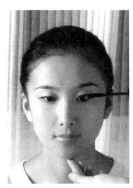

图 2-3　画眉毛　　　　图 2-4　画眼线　　　　图 2-5　涂眼影　　　　图 2-6　刷睫毛

中部,只画眼长的 1/3,内眼角不画(图 2-4)。

(8) 涂眼影:用眼影棒蘸取选好的眼影色,沿着睫毛边缘于眼尾往眼头方向约 1/4 处涂抹,眉骨下可用浅色眼影(图 2-5)。

(9) 刷睫毛:用睫毛夹夹卷睫毛,由内向外翻卷,使睫毛上翘。涂上睫毛膏,上眼睑的睫毛用睫毛刷从根部向睫毛梢纵向涂染,下眼睑的睫毛横向涂染(图 2-6)。

(10) 画鼻影:选择与妆色协调的影色,点在鼻梁两侧上下晕染。

(11) 涂腮红:腮红可使人健康精神,并可弥补脸形的不足,腮红的颜色应与口红、眼影色相协调。根据脸型,用胭脂刷蘸少许胭脂从颧骨和颊骨下向外上方刷染。

(12) 画唇线:根据脸型和唇型描画出唇的外轮廓。

(13) 涂口红:先用滋润性唇膏将唇面均匀涂抹,再用与妆色相协调的口红或唇彩均匀涂抹,显出光泽润滑感。

(14) 修妆:在整体妆面完成后,观察妆的整体效果。主要是看妆形、妆色是否协调,左右是否对称,底色是否均匀,与脸型、发型和服饰颜色是否协调。如果不足加以修改。

快速化妆法

(1) 洁面:洗脸清洁皮肤后,上化妆水涂抹于面部和颈部皮肤。

(2) 施粉底:将液体粉底均匀揉搓涂抹于面部、耳部、颈部。

(3) 画眉:描画眉毛,再用眉刷刷匀,以理顺眉毛,去掉笔痕。

(4) 涂眼影:于眼尾向眼头方向约 1/4 处涂抹。

(5) 刷睫毛:涂睫毛膏后用睫毛刷涂染。

(6) 刷腮红:从颧骨和颊骨下向外上方刷染。

(7) 涂口红:选合适的唇膏均匀涂于唇部。

(8) 修理妆形。

3. 效果评价　见护士仪容礼仪评价表。

护士仪容礼仪评价表

考核者姓名：					
项目	评 分 要 点	分值	自评	小组评	实得分
目光	亲切,自然,温和,大方,真实	20			
微笑	口形正确,笑容自然,自信,用心,真诚	20			
妆前评估	正确评估脸型,五官轮廓,皮肤颜色,皮肤性质,选择合适的化妆品	20			
化妆技巧	化妆步骤,化妆手法	20			
妆型	清新自然,简约亮丽,遮盖不良肤色,修补容貌的缺陷,无过度上妆痕迹	20			
总评分及教师评价：					

第二节　头 饰 礼 仪

头发乃人体之冠,自古以来,人们都非常重视头饰礼仪。清爽、飘逸的头发,别致、典雅的发型,能为人的仪容整体美增添光彩,并使其在社交场合中面貌一新,尽显风采。头饰礼仪包括头发的清洁与养护、发型的选择以及各种发饰的装束。

一、头发的清洁与养护

(一) 头发的清洁

整洁的头发表示有礼貌、美观、大方,体现朝气蓬勃的精神面貌。清洁头发要做到勤梳理,多洗发。梳洗头发能促进血液循环,并梳落污垢,防止头发干燥引起静电,因静电会使头发吸收污垢而加速头发发质的损伤。洗发次数可根据发质来调理。发质分为干性、中性、油性 3 种。油性的发质可适当增加洗发的次数,干性的发质可减少洗发的次数。洗发水温过低,不易去污;水温过高,会减少头皮所需的油分,损伤发质,宜用与体温 37℃ 接近的温水(最佳水温为 36.7℃)。头发最好自然晾干,避免用电吹风吹干。洗前先将头发梳通理顺。

(二) 头发的养护

要从以下几方面对头发进行养护:

1. **护发** 选用适当的护发乳,以补充营养、油分,防止头发干燥、失水,使头发柔顺,易梳理。

2. **按摩** 按摩可以促进局部血液循环,促进新陈代谢。头部按摩的方法:双手十指微曲,以十指指端自前发际向头顶到脑后梳理 30 遍,再由两鬓向头顶作环状揉动或轻推 30 次,最后用十指指肚轻叩头皮各部位 5 分钟。按摩时用力要均匀,如果方法得当,头皮有发热及紧缩感。每日早晚各一次。

3. **饮食** 在日常生活中,应多进食燕麦、芝麻、绿色蔬菜、菇类、薯类、豆类、海带、水果、鱼、蛋、奶类等富含维生素、微量元素、蛋白质的食物,以增加头发的光泽度。

二、发型的选择

发型是有关头发的一种造型艺术,能反映出一个人的审美需求、文化素养和精神状况。不同的发型给人的感觉亦不相同,如短发给人的感觉是精明能干、充满活力;长发给人的感觉是清纯飘逸、时尚多变。无论是在生活中还是在工作中,要结合自己的脸型、体型、年龄、发质、气质、职业和服饰等特点选择合适的发型,才能扬长避短、和谐统一,以增加人的整体美。

1. **发型要与脸型相配** 根据脸型选择发型,借助发型来修饰脸型。①圆形脸发式应使额前的头发高起来,用中分或三七开的发型,两边的头发应帖服,尽量使脸显得椭圆;②方型脸应将头发遮住前额,两侧的头发可稍长一些,在脸颊处往前梳,发线侧分,以曲线美弥补方型脸的不足;③长脸形可用刘海遮盖前额,发线侧分,整齐中带点乱的发型使两侧的发容量增加,看上去脸颊丰满一些;④三角脸(由字脸)应增加前额两侧头发的厚度,选择波浪或卷发,发线侧分,达到增宽前额的视觉效果;⑤瓜子脸(甲字脸)不要使前额全部暴露,发线中分,以增加脸下部的丰满度;⑥菱形脸的上半部为正三角形形状,下半部为倒三角形形状,可采用蘑菇式发型,应用刘海遮盖前额,两侧的头发厚度大一些,发线侧分,以遮盖其突出的缺点;⑦椭圆形脸适宜多种发型。

2. **发型要与体型相配** ①身材瘦长者,不宜留短发、盘高发,可留长发、直发或波浪式的发型,显得飘逸大方;②体型娇小者,不宜留长发,应选择精巧的超短发或高盘发,显得活泼精干;③身材高大者,留简单的短直发为宜,也可选大波浪的卷发;④体型矮胖者,可留轻便的运动式或盘发,整体发式应向上,显出颈部,可在视觉上增加一定的高度。

3. **发型要与年龄、职业相配** ①年轻人的发型不宜复杂,以短发或中长发为好,以显示青春活泼;②中老年人不宜留披肩发,以短发为好,给人庄重、稳重、文雅的感觉。③从职业角度考虑,职业女性适宜短发和直发,以显示精练、明快。

4. **发型要与服饰相配** ①在庄重的场合穿礼服时,将头发挽成低发髻,显得端庄、高雅;②着运动装时,将头发束起,显得活泼、潇洒;③穿休闲服时,可将头发扎个随意的辫子,显得自然、轻松;④着外露较多的衣裙,可选择披发或束发;⑤穿西装时,头发不可过于蓬松。总之,发型与服饰相协调,能产生一种整体美的感觉。

三、护士职业发式

在护理工作中对护士的头饰礼仪有着严格的要求。在遵循以上头饰规范的基础上,还应体现护士的职业特点。要求做到:头发前不过眉,后不过领,两鬓头发置耳后;长发盘于脑后,盘后头发用发卡或头花固定,也可直接戴网套;短发不要超过耳下 3 cm。男护士不应剃光头,也不准留长发。

■ 训练活动四:头发修饰练习

1. 活动情景

教师示教,指导学生分组练习。

2. 训练流程

准备:学生自备头发修饰用品。

动作方法:

(1)按摩头部。

(2)选出一名长发的学生,由教师指导,学习长发梳理、盘发的方法,按照护理工作要求做成护士职业发式。

(3)学生分组进行头发梳理、盘发练习。

3. **效果评价** 见护士头发修饰评价表。

护士头发修饰评价表

考核者姓名:					
项目	评 分 要 点	分值	自评	小组评	实得分
头发	清洁,干净,柔顺,有光泽,会评估发质	20			
按摩	顺序,手法,感觉	20			
梳发	掌握长发梳理、盘发的方法	20			
发型	与脸型,体型,年龄,职业,服饰的相配	20			
发饰	发卡,头花的形状、大小、颜色与自己发型及服饰相配	20			
总评分及教师评价:					

练 习 题

一、选择题

1. 护士职业最基本的面部仪容礼仪要求是（　　）

    A．面部表情　　　　　B．化妆　　　　　C．头饰　　　　　D．整洁、卫生

2. 护士为患者进行入院评估时，注视对方的时间应占相处时间的（　　）

    A．1/3　　　　　B．2/3 左右　　　　　C．全部　　　　　D．不用注视

3. 下列哪些行为符合护士口部礼仪要求（　　）

    A．上班前不可多食异味食品

    B．为保持口气清新，可以不避患者的面嚼口香糖

    C．不吸烟，可喝浓茶

    D．每日定时刷牙 3 次，饭后 3 分钟刷，每次刷 3 分钟

4. 发型的选择与体型有直接的影响，对于身材矮胖者，你认为最适合下面哪种发型（　　）

    A．长直发　　　　　B．运动式短发　　　　　C．长卷发　　　　　D．以上都不对

5. 身材矮小者，最不适合下面哪种发型（　　）

    A．长发　　　　　　　　　　　B．精巧的超短发

    C．短卷发　　　　　　　　　　D．高高梳起的短马尾

6. 关于护士在工作中的微笑，说法正确的是（　　）

    A．因为戴口罩，患者看不到面部，可以不笑

    B．情绪不好时不笑

    C．只要面对患者，不论何种情况，都应微笑

    D．微笑要自然真诚

7. 关于化妆的不正确的描述是（　　）

    A．可遮盖或修补容貌的缺陷　　　　　B．化妆后应明显改变自己的肤色

    C．化妆是对他人的尊敬　　　　　　　D．化妆不只是女士的专利

8. 护士的工作妆正确的是（　　）

    A．可在护士站补妆　　　　　　　　　B．以浓妆修补容貌的缺陷

    C．用浓郁的妆味掩盖某种气味　　　　D．以淡妆为宜

二、判断题

1. 微笑是笑容里适用范围最广的表情。（　　）

2. 接待患者时，最好将目光聚集一处。（　　）

3. 化妆操作画眼线时，下眼线要全部画。（　　）

4. 圆形脸发式应使额前的头发高起来,用"中分"或"三七开"的发型,两边的头发应帖服。
（　　）

5. 穿西装时,头发不可过于蓬松。（　　）

三、问答题

1. 什么是仪容？护士仪容的作用有哪些？

2. 护士在上岗前应如何按要求修饰自己的仪容？

3. 如何根据年龄、肤色、体型选择合适的服装？你适合哪一类服装？

（张利萍　金　华）

第三章　护士服饰礼仪

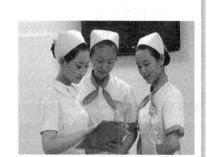

【学习目标】

　　1. 了解：服饰的概念、意义

　　2. 掌握：生活中的着装原则、着装礼仪和饰物佩戴原则、饰物佩戴礼仪

　　3. 熟练掌握：护士工作着装的具体要求

【训练活动】

　　1. 训练活动一：戴护士帽的练习

　　2. 训练活动二：穿护士服的练习

　　服饰是衣着和装饰，是一种文化，它代表着一个民族的文化水平和物质文明发展的程度及理念的更新。俗话说："三分人才，七分打扮"，正是说明了服饰的对人重要性。服饰可反映一个人的气质、性格、涵养、社会地位、经济状况和生活态度，体现自我审美的感受。所以，服饰美是人体美的延伸，是人类的一种内在美和外在美的统一。在医疗卫生行业中，护士服装是职业的标志，既反映了护士自身的职业形象，又代表了所在单位的形象及其规范化程度。

第一节　生活中的服饰礼仪

　　由于个人的喜好不同，穿着方式不同，产生的效果也不同。如果把服饰与自身的气质、个性、身份、年龄、职业等结合起来，讲究穿戴的环境和时间，按照个体特征选择合适的着装，就能做到扬长避短，突出特色，达到真正的和谐与美丽。

一、着装原则

　　着装指服装的穿着。穿着是一门艺术，透射出一个人文化修养的高低和审美情趣的雅俗，折射出一个人对生活的态度。根据人们的审美观及审美心理可遵循以下几项基本原则。

（一）整洁原则

　　整洁指整齐干净，整齐干净是最基本的原则。着装整洁的人能给人以积极向上的感觉，也表现出对交往对方的尊重和对社交活动的重视。

（二）个性原则

个性原则是指社交场合树立个人形象的要求。不同的人由于年龄、性格、职业、文化素养等方面的不同，会形成不同的气质。在选择着装时，不仅要符合个人的气质，突出其美好的一面，以尽显自己的风采。所以既不要盲目追赶时髦，也不要模仿别人，要兼顾自身的特点，穿出自己的个性，保持自己独特的风格，给人留下深刻美好的印象。

（三）和谐原则

和谐原则是指协调得体原则。选择服装时不仅要与自身体型相协调，还要与年龄、肤色、性格及职业相适宜。

1. 与年龄相适宜　"爱美之心人皆有之"，不论是年轻人还是年长者，都有权利装扮自己，展示自我。但是在打扮时要注意，不同年龄的人有不同的着装要求。①年轻人着装以自然、质朴为原则，鲜艳、活泼、简洁和随意的服装，可充分体现年轻人热情奔放、朝气蓬勃的青春美；②中年人的着装要庄重、雅致、含蓄，体现出成熟、端庄和冷静的气度；③老年人可选用砖红、海蓝、墨绿等色彩来掩饰倦怠之相，并显现雍容、华贵、稳重和雅致的气质。

2. 与体型相适宜　树无同形，人各有异。不同的体型着装意识有所区别。①体型高大者，宜选择深色、单色为好；②体型较矮者，服色宜稍淡、明快、上下色彩一致为好；③体型较胖者，以冷色调为好；④体型偏瘦的人，服色以明亮柔和为好。同时还要注意款式与体型相协调。

3. 与肤色相适宜　服饰的色彩可使人的肤色发生变化。因此，应根据肤色进行服装的选择和搭配，从而起到相得益彰的效果。①肤色偏黑的人如果穿着的服色过深，会加深肤色偏黑感觉，宜选用明亮浅色调，如浅粉、月白等色彩；②肤色偏黄的人，如果穿着黄色、紫色、青黑色服装，会加深肤色更黄的感觉，宜选用蓝色或浅蓝色；③面色苍白的人，如果选用粉红、浅绿、嫩黄色，会给人一种病态的感觉；④肤色发红的人，如果穿着浅绿色和深蓝色，强烈的色彩对比会使肤色显得发紫，宜选用稍冷或浅色的服色。

4. 与性格相适宜　不同的性格需用不同的色彩来表现。①性格内向的人，一般喜欢选择较为沉着的颜色，如灰、蓝、黑色等；②性格外向的人，一般选用暖色，如红、橙、黄色等。服色与性格相符会给人带来舒适和愉快。

5. 与职业相适宜　不同的职业有着不同的着装要求。特别是工作时的着装，更应体现职业服装的实用性、象征性和审美性。职业服装表明了着装人的社会身份，也表明了工作人员的责任感和可信度，同时也表现了对他人的尊重。如护士的服装就是"白衣天使"的象征。

（四）TPO原则

"T"即时间（Time）；"P"即地点（Place）；"O"即场合（Object），英语3个单词的第一个字母，简称TPO原则。指一个人的着装打扮要兼顾时间、地点和场合并与之相符合。具体含义如下所述。

1．T 原则　它包含了一天的早、中、晚 3 个时间段,也包括春、夏、秋、冬四季的更迭和时代的变化。

（1）符合时间段　早晨,居家或进行户外活动,可穿休闲装、运动装等;白天工作时间,需穿合身严谨的职业装;晚上,若居家,可着宽大、舒适、随意服;若有宴会、舞会、音乐会一类的正式社交的活动,应穿晚礼服。

（2）符合季节　应符合大自然四季变化的规律,使冬暖夏凉、春秋适宜。夏季以轻柔、透气、凉爽、简洁为着装原则;冬季以御寒、保暖、轻便为着装原则,既避免过厚而臃肿不堪影响形体,也要避免穿着单薄而冻得面色、口唇变色,影响形象。春秋季节以轻巧灵便、薄厚适中着装为原则。

（3）符合时代特征　服饰是特定年代时尚的直接体现。任何服装的产生与流行都有特定的历史依据和社会思潮,每个生活在特定历史阶段的人,在着装上都会自觉顺应历史的时尚,既不能太超前,也不能太滞后。

2．P 原则　不同的国家或地区或某一地方的地理位置、气候条件、文化背景,风俗民情各不相同。因此,在着装上要考虑这些不同因素。如中国与外国不同、西方发达国家与阿拉伯国家不同、都市与乡村不同、室内与室外不同、上班与旅游不同等。要做到"随境着装"。

3．O 原则　指着装与场合协调,即符合自己在这一场合中扮演的社会角色。不同的角色,在着装上有所不同。如与顾客会谈或参加正式会议,衣着应庄重考究;参加婚礼的人着装不宜太艳丽,否则就会喧宾夺主;而在朋友聚会或郊游等场合,着装应轻便舒适。

（五）配色原则

服饰的美是款式美、质地美和色彩美三者完美的统一体现,其中由于色彩对人的刺激最敏感、最快速而最先引人注目,会给他人留下很深的印象。不同颜色的服装穿在不同的人身上会产生不同的效果,因此,服装要讲究色彩搭配。以下几种色彩搭配方法可供参考。

1．同色搭配　由相近或相同的色彩,相互搭配造成一种统一和谐的效果,如墨绿配浅绿、咖啡配米色、深红配浅红等,同类色相配的服装显得柔和文雅。

2．相似色搭配　指两个比较接近的颜色搭配,如深蓝配浅绿、红色配橙红或紫红色、黄色配草绿色或橙黄色。

3．主色搭配　选一种起主导作用的基调和主色,与其他颜色相配,造成一种相互陪衬、相映成趣的效果。如黑色为底色,可和任何颜色搭配。

二、着装礼仪

服装的使用场合大致可分为:休闲装、职业装、礼服等。在生活中,着装要符合礼仪规范,具体要求如下。

(一) 公务场合

公务场合是指人们所置身的工作地点。要穿着整齐,保持庄重大方。在公务活动中,男士正装主要是西装和制服(如军服、礼服、职业装等)。男士的西服颜色应以灰、深蓝、黑色为主,以毛纺面料为宜,西装要合体;配的衬衫领子不可过紧或过松,身后衣领应高于西装领口 1 cm;袖口的长度应该长出西装 1~2 cm;穿擦亮的深色皮鞋和深色丝袜;领带颜色要与衬衫相协调,常选用以红、蓝、黄为主的花色领带。女士正装有西装(西装上衣配长裤、西装上衣配西装裙)、裙装(旗袍、套裙、连衣裙)、制服。女士的西服颜色以冷色为好;要穿丝袜和带跟的皮鞋,皮鞋的颜色、款式要与衣服协调搭配。不穿皮裙,尤其是黑皮裙;不光腿;不穿有勾丝或破洞的袜子;忌过于暴露(露背、脐、肩、大腿、腋窝和脚趾);忌过于透视;忌过于短小;忌过于紧身。

(二) 社交场合

社交场合一般指宴会、舞会、聚会、晚会等应酬交际场合,现代人参加各种社交的机会越来越多,不同的场合主题,装束也应随之变化。应突出时尚个性,可穿时装、礼服和民族服装,最好不要穿制服或便装。我国的民族服装如唐装、旗袍在晚宴等社交场合备受推崇,女士穿上旗袍要有文静优雅的谈吐、举止,并配穿款式轻秀的高跟鞋,以显示出温和、稳重、高雅的东方风韵。

(三) 休闲场合

在运动、旅游、购物、娱乐、居家等休闲场合的着装以舒适、自然、健康为主,整体形象给人以自由、洒脱的感觉。可根据个人喜好,穿民俗休闲装、运动休闲装、时尚休闲装,体现时尚、活力、健康、动感及自己独有的个性。穿休闲装时,帽子、鞋子的色彩、款式应与之搭配。

三、饰物的佩戴

饰物是指人们在着装时所选用佩戴的装饰性物品。它对着装打扮起着辅助、烘托、点缀、美化的作用,达到锦上添花的效果。在社交场合,饰物已成为服装有机组成的一个亮点。饰物分为装饰性的首饰和实用性的饰物。日常生活中的装饰主要是指首饰。

(一) 饰物佩戴的基本原则

1. 数量原则　在佩戴饰物上以少为佳。全身的饰物最好不超过 3 件,否则会给人复杂或沉重的感觉。

2. 质地原则　即质地相同,需要同时佩戴两件或两件以上首饰时,其质地要相符。如戴一枚黄金的胸针,戒指或者项链也要选黄金质地的。

3. 色彩原则　若戴两件或两件以上首饰时,其色彩应当协调统一。如戴的是白金戒指,那么项链也要选白金的。

4. 习俗原则　戴首饰时,要遵守习俗。不同地区、不同民族,佩戴首饰的做法多有不同。

对此一是要了解，二是要尊重，做到"入乡随俗"。

5. 适宜原则　佩戴首饰要兼顾自己的年龄、体型、职业、服饰和工作环境等，还要根据四季变化来确定首饰的色泽和分量，得体的饰物佩戴在于既美观又不过分张扬，既稳重又不显凌乱。可体现出佩戴者的品位、个性并起到艺术效果。

(二) 饰物佩戴的礼仪

1. 戒指　具有友谊、爱情的象征性。在首饰中应用范围最广泛，戒指的戴法很多，应与手指形状、肤色相配，一般情况下，只戴一枚戒在左手指上，最多只能戴两枚，但要注意的是，若戴两枚戒指要在左手两个相邻的手指或左右手对应的手指上戴。

2. 项链　具有富贵、平安的象征性。是佩戴时间长、范围广泛的重要首饰，种类繁多，主要分为金属项链和珠宝项链。男女均可使用，戴项链时，要与服装、颈部和肤色相协调。夏天衣着单薄，佩戴金、银、珠宝项链都很美。浅色的毛衫要佩戴深色或艳一些的宝石类项链；深色的毛衫可配紫晶或红玛瑙项链。脖子较粗的人应选择较细的项链，脖子较细的人则应选粗一些的。男士所戴的项链一般不应外露且不应多于一条。

3. 耳环　也叫耳坠，多为女性耳垂的特殊饰物，种类繁多，主要有有穗式和无穗式两大类。耳环的设计可分为穿耳洞式、夹式和扭转式。戴耳环要兼顾脸型，不同脸型宜选择形状不同的耳环。

4. 手镯　手镯是女性的装饰物，因其纤丽精巧，具有美化手腕、手臂的作用。在通常情况下，手镯仅戴一个，并应戴在左手上。一般戴手镯，可以省去项链，或只戴短项链为宜。

5. 胸针　胸针可别在胸前、领口、襟头等位置，如穿西装时，胸针应别在左侧领上，穿无领上衣时，胸针应别在左侧胸前。胸针式样要注意与脸型协调，长脸形宜佩戴圆形的胸针；圆脸型应配以长方形胸针；如果是方脸形适宜用圆形胸针。

第二节　护士工作中的服饰礼仪

护理工作是一门科学，又是一门艺术。护理独特的艺术美是通过护士的形象来表现的，护士得体的工作装所体现的仪表美，不仅体现护士良好的形象，给患者留下良好的印象，得到患者更多的信赖和配合，而且还可以增强护士的自信心，提高与人的交往能力。

一、护士工作着装的原则

1. 端庄大方　护士上班必须穿工作服，这是护理职业的基本要求。护士的着装应简洁实用，端庄大方。身着工作服时应佩戴工作牌，既便于患者的辨认，体现对患者的尊重，也使护士产生职业自豪感、责任感。

2. 整齐清洁 护士工作服应干净平整,给人以明亮的整体美感。整洁的工作服体现了护士的尊严和责任,是护士职业特殊品质和精神风貌的展示。

3. 合体适宜 护士工作服穿着要求合体,大小长短适宜,穿着舒适、方便,操作灵活自如;腰带平整,松紧适度。

二、护士工作着装的具体要求

护士工作装是职业的象征,它能够表达护士内在的文化修养,充分体现护士的"天使"情感、"天使"智慧和"天使"圣洁。上班时规范的着装展示着护士严谨自信、优雅庄重、诚信大方的工作作风和职业风采。护士工作装包括护士帽、护士服、护士裤、口罩、护士鞋和护士袜。

1. 护士帽 有燕帽和圆帽两种。燕帽造型甜美、纯真、可爱,圣洁而高雅,是护士职业的象征,凝集了护士的信念和骄傲,是一种职业的荣誉,更是一份职业的责任感,适用于女性护士。佩戴燕帽时,头发要清洁整齐,不许长发披肩,长发要盘起或用网罩罩起,做到前不压眉,侧不盖耳,后不触领。燕帽前缘距离发际4~5 cm,戴正戴稳,用本色发卡左右对称固定于帽后,发卡不得显露于帽子的正面,如为异色发夹,不得显露于帽子的外面。圆帽:手术室、骨髓移植室、重症监护室等无菌环境严格的情况下必须佩戴圆帽,工作中男性护士应佩戴圆帽。护士佩戴圆帽时要求头发全部遮在帽子里面,不露发际,并且前不遮眉,后不外露,不戴头饰,帽缝要放在后面正中,边缘要平整(图3-1)。

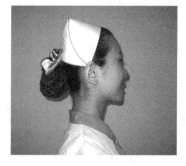 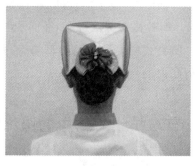 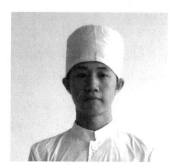

燕帽侧面　　　　　　　　燕帽后面　　　　　　　　圆帽

图3-1　护士帽

2. 护士服 让人心仪的护士服,是一种职业礼服,我国卫生部设计的女护士服(普通护士服)多为连衣裙式,给人以轻盈、活泼的感觉,设计以整齐洁净、大方适体和便于各项操作为原则。为了满足人们的视觉需求,在以白色为主基调的基础上,增加了淡粉色、淡绿色、淡蓝色、淡紫色、淡黄色、淡米色等,如儿科护士穿粉红色工作服,能增添温馨柔和的气氛,以减小患儿的恐惧心理;款式也在经典样式基础上不断翻新变革,如急诊科的护士服是上衣和长裤,胸前和衣袖配有急救标志,款式,便于急救操作。

护士服在穿着中要求尺寸合身,以衣长刚好过膝,袖长刚好至腕为宜。腰部用腰带调整,宽松适度。下身一般配白色长工作裤或白裙。着裙装时,裙摆不超过护士服。护士服的领扣要求扣齐,衣服的内领不外露(图3-2)。男护士服为白大衣或分体式工作服,穿着时不宜穿高领及深色内衣。禁用胶布或别针代替衣扣,避免衣兜内塞满物品。

3. 长裤　在冬季护士可选择穿长裤,一些特殊科室如手术室、妇产科、传染科的护士,也要穿长裤或选择分体装(图3-3)。应选择与护士服颜色一致的长裤(图3-4)。

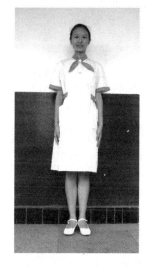

图3-2　护士服(裙装)

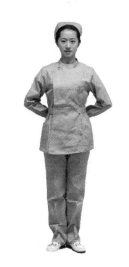

图3-3　护士服(分体装)

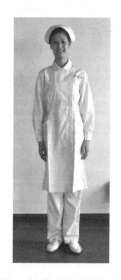

图3-4　护士服(长衣、裤)

4. 口罩　无菌操作与防护传染病时必须戴口罩。佩戴口罩应完全遮盖口鼻,其位置高低松紧要适宜,应戴至鼻翼上3 cm,四周无空隙,以吸气时口罩内形成负压为适宜松紧,从而达到有效防护。工作时口罩应及时戴上或取下,取下后应折叠好放在上衣口袋内。口罩应按工作要求清洗更换、保持洁净。在一般情况下与人讲话要注意摘下,长时间戴着口罩与人讲话会显得不礼貌。

5. 护士鞋　要与病房环境和护理工作的需要相适应,穿白色或乳白色小坡跟(或鞋跟高度不超过3 cm)、软底防滑、大小合适的护士鞋。既可以防止发出声响、保持速度,又可以使脚部舒适、减轻疲劳。护士鞋应经常刷洗,保持洁白干净。

6. 工作袜　袜子以浅色、肉色为宜,与白鞋协调一致,长度要高过裙摆或裤脚边。应注意不穿有破口、已漏丝的袜子。

7. 胸牌　胸牌是自己身份的标志,护士穿工作装时,应佩戴有姓名、职称、职务的工作胸牌。佩戴时要求正面向外,端正地别在胸前,表面要保持干净,胸牌上不可吊坠或粘贴他物,佩戴胸牌有一种职业责任感,可约束自己的言行,也有利于患者的辨认、问询及接受他人监督。

8. 护士上岗佩戴饰品和装饰的要求　护士上岗时佩戴不妥当的饰品不仅影响职业美,还会妨碍工作,也是医院内交叉感染的媒介体。护士工作时不宜佩戴过分夸张的饰物,以少、精为原则,可以选择小的耳钉和项链;不宜佩戴戒指、指环、手链、手镯;也不宜留长甲及涂染手指甲、脚趾甲。不宜涂抹浓郁气息的香水,避免对患者的不良刺激。

9. 进出病区的便装　进出病区的便装应以秀雅大方、清淡含蓄为主色调,体现护士美丽端庄、稳重大方。到病区来上班,不穿暴露过多的不雅观时装,如露脐装、吊带装、超短裙等,不穿有响声的硬底鞋和拖鞋出入病区。男护士不能穿背心、短裤到病区。夏天忌光脚穿鞋,男护士也要着薄袜。

■ 训练活动一:戴护士帽的练习

1. 活动情景

教师示教,指导学生集体练习。

2. 训练流程

准备:学生淡妆,头发清洁,衣着整齐。

动作方法

(1) 短发自然后梳,两鬓头发放于耳后,需要时可用小发卡固定。发长不能过衣领(即不超过耳下3 cm),否则应挽起或用发网套住。长发应盘于脑后,盘起后头发不过后衣领,用发卡或头花固定,也可直接戴发网。

(2) 戴燕帽,前缘距离发际4~5 cm,戴正戴稳,用本色发卡左右对称固定于帽后,发卡不得显露于帽子的正面。

(3) 戴圆帽,将头发全部遮在帽子里面,不露发际,并且前不遮眉,后不外露,不戴头饰,帽缝要放在后面,边缘要平整。

3. 效果评价　见护士服饰礼仪评价表。

■ 训练活动二:穿护士服的练习

1. 活动情景

教师示教,指导学生集体练习。

2. 训练流程

准备:学生淡妆,头发清洁,衣着整齐,穿白色或乳白色的平跟或小坡跟软底鞋,穿肉色或浅色袜子。

动作方法

(1) 穿合体的护士服,衣长刚好过膝,袖长刚好至腕为宜。

（2）领扣扣齐，衣服的内领不外露。腰部用腰带调整，宽松适度。

3. **效果评价**：见护士服饰礼仪评价表。

护士服饰礼仪评价表

考核者姓名：					
项目	评 分 要 点	分值	自评	小组评	实得分
修饰	淡妆，修饰自然大方，不佩戴饰物，不留长指甲，不涂指甲油	20			
帽子	平整无折挺立，戴正戴稳，高低适中，固定燕帽的发夹不外露或用本色发卡	20			
头发	前不遮眉、后不搭肩、侧不掩耳，发饰俗雅端庄	20			
工作服	平整，松紧、长短适度，衣扣扣齐；内衣的领边、袖边和裙边不外露于护士服外	20			
鞋	浅坡跟或鞋跟高度不超过3 cm的软底鞋，白色或乳白色；袜色为肉色或浅色，袜口不露在裙摆或裤脚的外面	20			
总评分及教师评价：					

练 习 题

一、选择题

1. 下面哪种不属于 TPO 着装原则中的时间原则（   ）

    A. 符合时代的要求   B. 符合时间的不同

    C. 符合季节的变化   D. 符合不同的年龄

2. 服装讲究色彩搭配，下面哪种颜色作为底色，可和任何颜色搭配（   ）

    A. 红色   B. 绿色   C. 黑色   D. 黄色

3. 燕帽的佩戴，前缘应距离发际几厘米（   ）

    A. 1～2 cm   B. 2～3 cm   C. 4～5 cm   D. 6～7 cm

4. 佩戴护士燕帽时，短发应不超过耳下几厘米（   ）

    A. 1 cm   B. 3 cm   C. 5 cm   D. 7 cm

5. 别在白色燕帽上的发卡最好是哪种色，别在哪里合适（   ）

    A. 白色、前面   B. 白色、后面   C. 黑色、前面   D. 黑色、后面

6. 下列对护士服穿着的叙述，哪项不正确（   ）

    A. 整体装束力求简洁端庄   B. 领边和袖边可以超过护士服

    C. 不应穿深色高领内衣   D. 应同时佩戴胸牌

7. 关于口罩佩戴，以下说法不正确的是（   ）

    A. 松紧合适，遮住口鼻   B. 保持洁净

    C. 必要时可露出鼻孔   D. 一次性口罩不可反复使用

8. 女护士在工作中常常不能佩戴首饰，你认为下面哪种饰品可以佩戴（   ）

    A. 戒指   B. 手镯   C. 耳钉   D. 手链

9. 护士在工作中穿护士鞋的要求，下列哪项不正确（   ）

    A. 鞋的颜色为白色或乳白色   B. 鞋底为小坡跟

    C. 穿硬底带响的鞋   D. 鞋应经常刷洗，保持洁白干净

10. 病区是工作环境，护士穿便装进出病区下列哪项不合适（   ）

    A. 夏天可穿拖鞋   B. 夏天忌光脚穿鞋

    C. 不穿暴露过多的不雅时装   D. 应着大方、含蓄为主色调的服装

二、判断题

1. 服饰是一种文化，穿着是一门艺术。（   ）

2. 着装的 TPO 原则，比较准确地概括了着装与环境的关系。（   ）

3. 护士在工作岗位可以戴较小的婚戒。（　　　）

4. 口罩应每两天清洗更换。（　　　　）

5. 符合护士的工作着装是根据不同的季节选择不同颜色的袜子。（　　　　）

三、问答题

1. 生活中着装的原则有哪些？如何着装符合礼仪规范的要求？

2. 护士使用饰物的具体要求有哪些？

3. 护士在工作中应怎样着装？为什么？

（张利萍　金　华）

第四章 形体美及形体训练

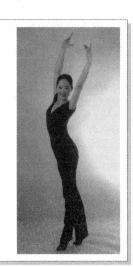

【学习目标】

　　1. 了解：形体训练的概念、目的和任务

　　2. 掌握：形体训练的基本方法

　　3. 熟练掌握：形体练习的动作要领

【训练活动】

　　1. 训练活动一：蹲的组合练习

　　2. 训练活动二：坐姿形体组合练习

　　3. 训练活动三：胸腰练习

　　4. 礼仪操

第一节　概　　述

一、形体美的含义

　　形体美是指在社会评价体系的基础上对一个人的形体、体态、仪态、气质等做出的综合评价，现代对形体美的要求是：具有健康的身体、优美的体型与姿态、潇洒的风度、文雅的气质。这是一个人外在美的重要标志。

　　在现实生活中，随着社会的发展与进步、人们的审美修养及审美水平的提高，人们更加注重形体美的塑造。

二、形体美的评价

（一）形体美的基本要素

从美学的角度讲，形体美的基本要素是均衡、对称、曲线、韵律、对比。

　　1. 均衡　均衡是指身体各部分的发育要符合一定的比例。例如，头与整个身高，上肢、下肢与身高，躯干与身高的比例关系必须符合人正常发育规律的特点。

均衡也指身体的协调。一个协调的体型使人竖看有直立感、横看有开阔感。这种协调不仅包含人体各部分长度、围度和体积的协调，也包含色彩、光泽、姿态、动作和神韵的协调。

2. 对称　人体的对称是指左右对称，从正面或背面看身体左右两侧要平衡发展。在正常的站姿和坐姿时，人体的对称轴一定要和地面垂直。控制人体对称轴的主要部位是脊柱，脊柱的偏斜、扭曲必然破坏人体的对称。除此之外，两肩、两髋、两膝、两外踝之间的连线都要和地面保持平行，同时面部器官和四肢也要对称。

3. 对比　对比是指人的体型必须符合对比美的规律。人们在审美时，常遇到两种不同的事物并列在一起，它们之间的差异和衬补，使事物显得更完美。

(1) 人的体型要符合性别特征（隐形对比）：如男子的阳刚之美，女子的阴柔之美。

(2) 躯干和四肢的对比：躯干是人的枢轴，应该给人一种稳定的感觉；四肢是人的运动器官，应给人以灵活的感觉，如果躯干不直、四肢僵硬，会给人弱而笨的感觉。

(3) 关节和肌肉部位的对比：肌肉部位粗则说明肌肉发达，关节部位细则说明关节外附着的脂肪少，显得躯体灵活。

(4) 上肢和下肢的对比：下肢是完成各种动作的支撑部位，要求拥有粗线条和稳定的结构；而上肢则是完成精细复杂工作的运动部位，则要求有细线条和多变的结构。

4. 曲线　人体形态曲线美的第一个含义是流畅、鲜明、简洁。第二个含义是线条起伏对比恰到好处。人体的曲线是丰富多变的，这些曲线的起伏对比应该是生动而有节奏，如胸要挺，腹要收，背要挺，腰要立，肩要宽，臀要圆满适度，大腿修长，小腿腓部稍突出，脊柱正常的生理弯曲要十分明显。男、女身体的曲线美要有所不同。女子的曲线要显示出柔润之美，男子的曲线要显示出力量之美。

5. 韵律　韵律在形体表现中占有十分重要的地位，如动作的刚与柔、缓与急、抒情与奔放等。形体美在静态中有如雕塑，在动态中有如舞蹈，而无论是静态和动态，都在节奏和韵律中表现出诗情画意，令人神往。

（二）形体美的基本要求

形体美的基本要求是健康、匀称和充满活力，即"健、力、美"三者的和谐统一。

1. 健　具有健康的体魄，要求发育正常，体格健壮，肌肉丰满，关节灵活，肤色健康等，是健美的表现和显现。加里宁说："没有很结实的健康身体，就不可能有人体之美。"

2. 力　即充满生命的活力，要求思维敏捷、精神饱满、生机勃勃，蕴含着一定的爆发力，是人的生命力的显现。人的形体必须与他的生命力相结合才具有审美的价值，才会有力度、有动感、有强烈的感染力，才是"美"的。

3. 美　即符合形式美原则，要求身体各部分比例均衡，左右对称，体型匀称，动姿协调，给人以和谐统一的自然美感。

（三）性别特征

男女的性别差异不仅表现在生理上和心理上，在人体审美上也迥然不同。

1. **男性形体美** 表现为肌肉发达，体型匀称，体格刚健有力，具有阳刚之美。

2. **女性形体美** 像水一般轻灵柔和，呈现丰满、圆润的体态，优美的线条，丰富的色彩和优美的造型，展示出女性浑然天成的美丽。女性更要注意对姿态美的训练，塑造典雅、妩媚、飘逸的女性魅力，体现女性的柔美。

（四）正常人形体美的标准

正常人形体美的标准可以用以下几个参数来体现。

1. **体重**

标准体重：男＝［身高（cm）－100］×0.9（kg）　女＝［身高（cm）－100］×0.9（kg）－2.5（kg）

正常体重：标准体重±10%

2. **三围**

胸围＝身高（cm）×0.535　　腰围＝身高（cm）×0.36　　臀围＝身高（cm）×0.565

实际计算得出的值与标准值±3 cm 均属标准。小于 5 cm，说明过于苗条（偏瘦）；大于5 cm，说明过于丰满（偏胖）。

除职业女模特外，一般女性三围的比例是：胸围约等于臀围，腰围比胸围或臀围约小23 cm。通过测量计算，如果发现哪个围度与标准数据有差距，则可以通过健美运动来弥补矫正。因为针对性的健美运动能加强"三围"的协调发展，防止比例失调。此外，健美锻炼还能使身体各部位肌肉与脂肪分布均匀，有利于整个体格的健美。整体看无粗笨、虚胖、瘦弱、斜歪、畸形、比例失调等形态异常现象。

3. **身材比例** 完美身材比例应该是腰以下的腿长占身高 61.8%，也就是人体的黄金分割。

知识链接

人体的黄金分割

中世纪意大利数学家菲波那契调查了大量人体数值后获知，人体肚脐以下长度与身高之比接近 0.618，其中少数人的这个比值等于 0.618，被视为"标准美人"。因此，在人体绘画、美术、雕塑等方面，都以这一比例为标准，以使作品获最佳效果。

第二节　形体训练

一、护士形体训练的目的与意义

(一) 形体训练的目的

根据医护学院的培养目标和工作需要,形体训练的目的是使学生掌握形体训练的基本方法、塑造学生优美的体态和仪态;提高学生的鉴赏、表现、创造形体美的能力。培养学生良好的职业素养,为护士礼仪训练及今后从事护士工作打下良好的基础。

(二) 护士形体训练的意义

1. 对身体进行全面训练,塑造优美形体　青春期不仅是身体生长发育的阶段,而且还是塑造优美形态的最佳时期,身体的可塑性大。在这个时期,科学地安排形体训练,不仅可以改变形体的原始状态,还可以培养学生坐、立、行等正确姿态和高雅的气质。形体美、姿态美、动作美对于从事护士工作的人来说意义尤为重要。若每一位护理工作者都有能够具有适度所从事工作的形体和姿态,不但能提高工作的效率,而且能为患者营造一个动态美的环境,使服务质量得以提高。

2. 培养正确的审美意识,陶冶美的情操　形体训练形式独特,内容丰富,伴随着抒情欢快等优美的音乐,抒发自己的情怀,陶冶心灵,使心情愉快,精神上得到满足,使之感受到美的动作、美的仪态,提高对美的感受能力和审美能力。

3. 培养良好的职业道德观,提高学生的综合素质　形体训练和美育紧密相结合,在教学中教育学生规范自己的行为,讲文明、懂礼貌、协调配合、增强自信,使其外在美与内在美完美结合,为走入社会奠定良好的职业素养。

二、形体训练中芭蕾的基本训练

(一) 芭蕾基本脚位

站姿是人的最基本的姿势,优美而典雅的站姿是一个人动态美的基础。在站姿练习中,首先应从脚的位置入手。因为脚位是在保持良好站姿的同时解决如何变换重心、保持方向等问题的关键,它贯穿于动作的始终。

【动作方法】(图 4 - 1)

一位:两脚伸直,两脚跟靠拢,脚尖向侧成"一"字形,重心在两脚中间。

二位:两脚分开站在一条横线上,脚尖向侧,两脚之间相距"一脚"距离,重心在两脚中间。

三位:两脚平行,前后并排靠拢,一只脚脚跟位于另一脚的脚窝处,脚尖向侧打开。

四位:两脚平行,前后分开站立,相距约"一脚",两脚伸直,一脚脚跟与另一脚脚尖相对应,重心在两脚中间。

五位:两脚平行,脚尖对脚跟,紧紧靠拢,两腿并拢,夹紧伸直,重心在两脚中间。

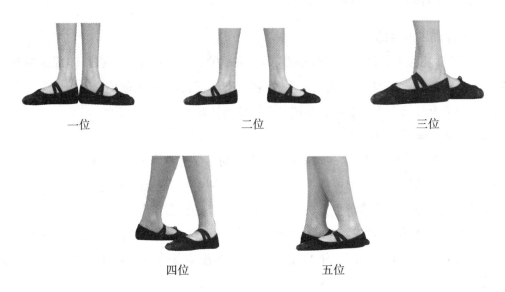

一位　　　　　　　　　　二位　　　　　　　　　　三位

四位　　　　　　　　　　五位

图 4 - 1　芭蕾基本脚位

(二) 芭蕾基本手位

【动作方法】(图 4 - 2)

芭蕾基本手形:四指并拢,示指微微向上翘,拇指与无名指相对,虎口自然收紧。

一位手:两臂成弧形,下垂于体侧,在大腿前约 15 cm 处,掌心稍稍向上,两手中指相距一拳。

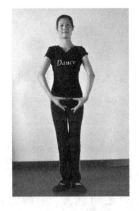
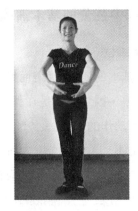

一位　　　　　　　　　　二位

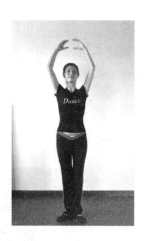
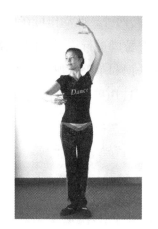
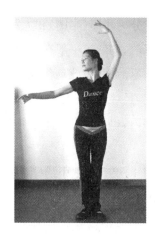

三位　　　　　　　　　　四位　　　　　　　　　　五位

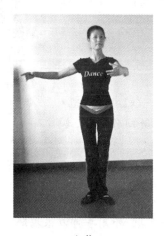
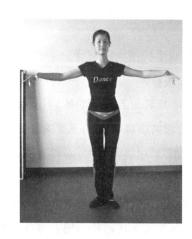

六位　　　　　　　　　　　　　　　七位

图4-2　芭蕾基本手位

二位手：在一位手的基础上，双手保持弧形向上抬起，稍低于肩，手指相对。

三位手：在二位手的基础上，双手保持弧形向上举至头的斜前方(在抬眼便可看见的地方)，掌心相对。

四位手：一臂二位，一臂三位。

五位手：一臂三位，一臂呈弧形体侧举，稍低于肩。

六位手：一臂二位，一臂呈弧形体侧举，稍低于肩。

七位手：双臂呈弧形体侧举，稍低于肩。

(三) 把杆"蹲"

"蹲"也是一个芭蕾基本训练动作，通过练习能够更快地提高身体的平衡能力、控制能力以及稳定性。同时，通过练习，不断的拉伸腿部肌肉，可以有效地训练大腿的肌肉能力和感觉。

动作分为小蹲(半蹲)和大蹲(全蹲)两种。此动作可在芭蕾一位脚、二位脚、四位脚和五位脚进行练习,初学者一般在一位脚和二位脚进行练习,打下良好的基础后可以在四位脚和五位脚进行练习。同时,此动作也有双手扶把和单手扶把两种做法,初学者一般采用双手扶把的方式进行练习。随着个人能力的增强,可选用单手扶把的方式进行练习。既可以大蹲与小蹲结合重复练习,也可以分开单一练习。

练习1:双手扶把小蹲(半蹲)

【动作方法】

在基本站姿的基础上,面对把杆,双手扶把,脚下站好芭蕾一位脚(以一位脚为例,其余脚位方法相同),屈膝慢慢下蹲,至大腿与小腿形成$90°$,双膝向脚尖的方向打开。再慢慢向上起,同时大腿内侧肌肉向里收紧,回到原位(图4-3)。

练习2:双手扶把大蹲(全蹲)

【动作方法】

在做小蹲的基础上继续下蹲,直至极限,脚跟顺势立起。向上站起时,先落脚跟,然后同小蹲一样向上立起,回到原位。注意:在做动作蹲时,要保持上身正直,不可塌腰翘臀;动作缓慢、匀速。

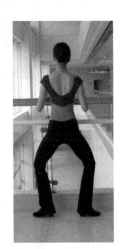

图4-3 半蹲

练习3:单手扶把蹲

【动作方法】

动作要领与双手扶把蹲相同。身体侧对把杆,内侧手扶把,外侧手可以根据蹲的幅度进行手位变化练习。在做下蹲时手臂上升到二位,向上收起时手臂打开到七位等。

■ **训练活动一:蹲的组合练习**

1. 活动情景 教师指导学生集体练习;音乐:转换舞伴。

2. 训练流程

(1) 预备姿势 一位脚站立,手成一位(图4-4)

(2) 动作方法

第一段:

1—4拍:下蹲成半蹲,手成二位(图4-5)

5—8拍:半蹲,手由二位分开至七位(图4-6)

2×8拍:小腿直起回到原位,手成一位

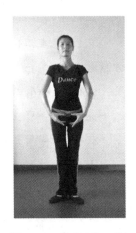

图4-4 站立(手一位)

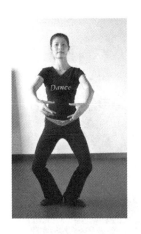

图4-5　手二位半蹲

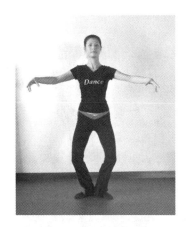

图4-6　手七位半蹲

3×8拍:同1×8拍

4×8拍:同2×8拍

重复4个8拍

第二段:在二位脚的基础上反复第一段动作

第三段:在三位脚的基础上反复第一段动作

1—4拍:下蹲成半蹲,手成二位

5—8拍:手由二位上举成三位手(图4-7)

2×8拍:手位由两侧向下成七位

第四段:在四位脚的基础上重复第三段的动作

第五段:在五位脚的基础上重复第四段的动作

第六段:见图4-8

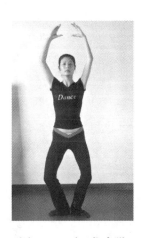

图4-7　手三位半蹲

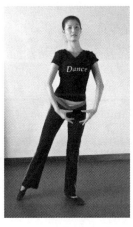

1

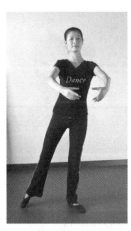

2

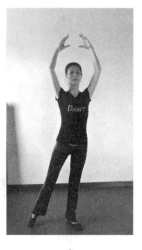

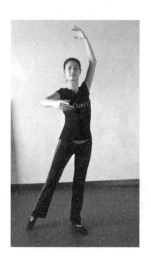

3　　　　　　　　　　　4

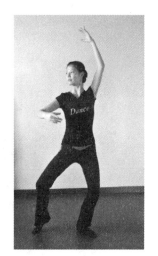
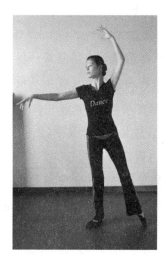

5　　　　　　　　　　　6

图 4 - 8　移重心手位

1—4 拍：手由一位到二位

5—8 拍：双手上举成三位变成四位

2×8 拍：向右移重心，手成五位，收回成一位

3×8 拍：同 1×8 拍，方向相反

4×8 拍：同 2×8 拍，方向相反

■ **训练活动二　坐姿形体组合**

1. 活动情景　教师指导学生集体练习。音乐：《梁祝》。

2. 训练流程

(1) 预备姿势　并脚坐立,手成一位(图4-9)

(2) 动作方法

第一段:共4×8拍

1—4拍:手成一位

5—8拍:手成二位

2×4拍:手成三位

5—8拍:手成四位

3×4拍:手成五位

5—8拍:手成六位

4×4拍:手成七位

5—8拍:手回一位

第二段:重复第一段动作

第三段:共4×8拍(图4-10)

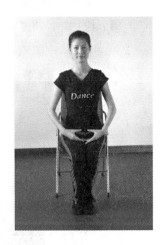

图4-9　一位坐姿

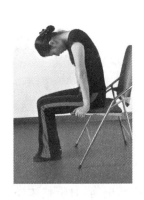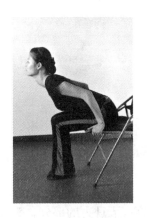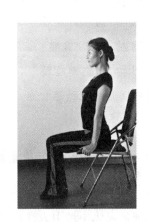

图4-10　身体波浪动作

预备动作:双手扶椅侧

1×8拍:低头,含胸,头靠大腿,身体向前做脊椎波浪动作,由头、颈、胸、腰依次向前起伏开成波浪

2×8拍:抬头,胸靠大腿,低头,含胸向后做身体波浪动作,由腰、胸、颈、头向后起伏形成波浪

3×8拍:重复1×8动作

4×8拍:重复2×8动作

第四段:共8×8拍

第一个4×8拍重复第一段动作

第二个4×8拍双脚尖立起,动作同第一段

第五段:共4×8拍(图4-11)

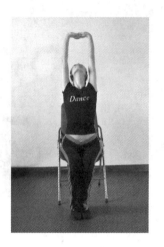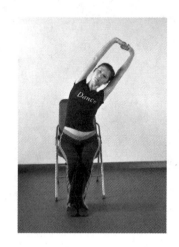

图4-11　拉伸

1×8拍:双手上举托掌,双臂伸直,向上拉伸控制

2×8拍:向右侧拉腰

3×8拍:同1×8拍

4×8拍:向左侧拉腰

双手回到一位结束

三、专项身体动作及素质练习

(一)头部训练

头部是人体中最引人注意、最富有表现力的部分。头部姿态不正确,对于整体姿态美的破坏性也最大,因而要培养控制表情的能力。在体现"微笑服务"这一高质量服务特色时,将表情控制在自然的状态中。能够随着动作性质的变化流露出恰如其分的面部表情,做到神形兼优。

头部的基本姿态:头正,稍抬头,下颌内收,颈适度后挺,眼视前方,表情自然。

动作一:

头前屈(1—4拍)──→还原(5—8拍)──→头后仰(2×4拍)──→还原(5—8拍)

动作二:

头左屈(1—4拍)──→还原(5—8拍)──→头右屈(2×4拍)──→还原(5—8拍)

动作三:

头向左转(1—4拍)──→还原(5—8拍)──→头向右转(2×4拍)──→还原(5—8拍)

动作四：

1×8拍：头由前经左向后至右绕一周

2×8拍：同1—8拍,方向相反

(二) 肩部训练

动作一：把杆压肩

预备姿势：面对把杆,体前屈,双手扶把,双腿分开,腿伸直,后移重心,抬头,挺胸,蹋腰,手臂伸直

动作方法：身体向下弹压4×8拍,5×8拍停顿,控制

动作二：拉肩(双人进行帮助练习)

动作方法：练习者坐立并腿,双手上举握手,借助弹力进行。一手顶肩,另一手拉,上举手后拉2×8拍,控制一个8拍

(三) 胸部训练

动作一：含展胸训练

预备姿态：双手搭肩,分腿站立

动作方法：含胸(1—2拍)——➤展胸(3—4拍)

　　　　　　5—8拍同1—4拍,重复进行8×8拍

要求：含胸时要含到最大极限,展胸时胸部要向前上方挺

动作二：胸腰练习

体前屈：两脚开立与肩宽,两臂侧平举,上体前倾与地面平行

要求：塌腰、挺胸、抬头

体后屈：两脚开立与肩宽,两臂侧平举,上体后屈,头后仰

(四) 腰部练习

动作一：上体侧转

动作方法：两脚开立与肩宽,左臂侧平举,右臂上举,上体向侧转体

动作二：体侧屈

动作方法：两脚开立与肩宽,两臂上举,上体侧屈

动作三：体绕环

动作方法：体前屈,两臂平举带动上体向侧、后、侧绕环一周

(五) 腿的练习

柔韧训练能使身体各部分的韧带拉长,使僵硬、紧绷的肌肉得到松弛;能使各关节的运动幅度得到扩展,减少运动损伤;还能避免脂肪过量地在肌肉上堆积;对预防和矫正不良体态,防止生理病痛也有着重要功效。它是形体美的关键所在,直接影响着体型的塑造。

练习方法(把杆练习)

1. 扶把:分为双手扶把和单手扶把。

2. 前压腿:单手扶把,外侧腿脚跟置于把杆上,绷脚尖,外侧手上举。练习时上体前压,腹部尽量贴近大腿。

3. 侧压腿:身体正对把杆,一手扶把,同侧脚跟置于把杆上,绷脚尖,另一手上举。练习时上体向把杆上腿的内侧屈压,肩和身体的外侧靠大腿。

4. 后压腿:单手扶把,外侧腿后举,脚背放在把杆上,外侧手上举,练习时上体尽量后屈,以头去贴近后腿。

5. 踢腿(以大踢腿为例)分为正、侧、后踢腿。

(1) 正踢腿:单手扶把,外侧腿为动力腿(练习腿),其脚尖后点地,外侧手侧平举。练习时动力腿迅速用力向前上方踢出,绷脚尖,用脚背力量带动踢腿,两腿伸直。脚回落时注意控制至还原。

(2) 侧踢腿:单手扶把,身体保持正直,外侧腿为动力腿,其脚尖于主力腿(重心支撑的腿)前(后)外侧点地,外侧手侧平举。练习时动力腿迅速用力向侧上方踢出,绷脚尖,用脚背力量带动踢腿,两脚伸直。腿回落时注意控制至还原。

(3) 后踢腿:扶把,动力腿脚尖前点地,练习时动力腿迅速用力向后上方踢出,绷脚尖,用脚的力量带动踢腿,两脚伸直。腿回落时注意控制至还原。

以上动作要点:注意保持抬头、挺胸、立腰、髋正、两腿伸直。动作幅度应逐渐加大。

训练活动三:胸腰练习

1. 活动情景

教师指导学生集体练习。音乐:《神秘园选曲》。

2. 训练流程

(1) 预备姿势:单手(或双手)扶把杆,脚成一位站立。

(2) 动作方法:

第一段:共 12×8 拍

1×8 拍:右手经右侧上举成三位手向左侧下侧腰控制,手抱头

2×8 拍:身体回正、手上举成三位

3×8 拍:身体向后下胸腰、手位不变(图 4-12)

4×8 拍:身体回正成预备姿势

第二个 4×8 拍换手做,动作相同、方向相反

9×8 拍、10×8 拍、11×8 拍:双脚立踵控制

12×8拍:缓慢落下成预备姿势

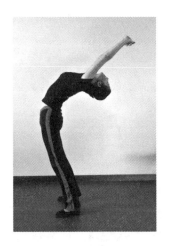

图4-12 胸腰练习

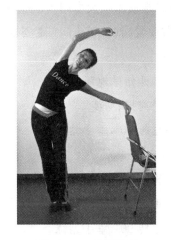

图4-13 侧腰练习

第二段:共12×8拍

1×8拍:右手经右侧上举成三位手,向左侧下侧腰控制,手不变(图4-13)

2×8拍:身体回正、手上举成三位

3×8拍:身体向后下胸腰,手位不变

4×8拍:身体回正成预备姿势

第二个4×8拍换手做,动作相同、方向相反

9×8拍、10×8拍、11×8拍:双脚立踵控制手上举成三位

12×8拍:缓慢落下成预备姿势

效果评价:见形体训练表

形体训练评价表

考核者姓名:					
项目	评 分 要 点	分值	自评	小组评	实得分
手位	1—7位手手型正确,肘关节成弧形,收腹、立腰、挺胸、抬头、沉肩,夹腿、收臀	25			
脚位	1—5位脚脚型正确,腿伸直,收腹、立腰、挺胸、抬头,夹腿、收臀	25			
蹲组合	蹲姿动作规范、整套动作连贯、流畅、具有美感	25			
坐姿形体	坐姿规范、整套动作连贯、流畅、具有美感	25			
总评分及教师评价:					

■ 附:礼仪操(录像)

预备姿势: 立志成才 直立(4×8拍)站姿练习

第一节 敬业爱岗(4×8拍) 走姿握手

第一个8拍

1—4拍:左脚开始原地踏步

5—6拍:双手前握、站姿

7—8拍:向左转90°,垂手站立

第二个8拍

1—4拍:左脚开始原地踏步

5—6拍:双手后握站姿

7—8拍:向左转90°,垂手站立

第三个8拍(动作同第一个8拍)

第四个8拍(动作同第二个8拍)

第二节 豪迈自信(4×8拍) 举手致意

预备姿势:直立

第一个8拍

1—2拍:左脚开始原地踏步两次,双手侧平举,手心向下

3—4拍:左脚向前方迈出一大步,呈左弓步,双手向下经胸前交叉打开,左手左斜上举,右手斜下举,头看左斜上方

5—6拍:左脚收回,同时右手由下往上直臂上举,示意动作。掌心向内

7—8拍:直立

第二个8拍:动作相同,方向相反

第三、第四个8拍:重复前两个8拍动作

第三节 端庄娴雅(4×8拍) 请进

预备姿势:直立

第一个8拍

1拍:左脚向前一步,双手前平举,立掌

2拍:前吸右腿,双手扩胸一次

3拍:右腿后退一步,双手前平举,立掌

4拍:收回左脚,直立

5—6拍:右手做请进的动作,右臂抬起,身体稍向左转,头向左看,右手下垂

7—8拍:右手放下,成直立

第二个 8 拍:动作相同,方向相反

第三、第四个 8 拍:动作同前两个 8 拍

第四节　彬彬有礼(4×8拍)　请坐手势

预备姿势:直立

1—2 拍:左脚左侧一步,开立站姿,同时两手侧平举

3—4 拍:身体向左转体,两脚尖向前,脚后跟不动,同时右手向左手平举,右手屈肘于胸前

5—6 拍:身体向右转回,左手放于体侧,右手直臂经前向上向后大绕环一次

7 拍:左脚收回,右手做请坐手势,手心向上

8 拍:收回成直立

第二个 8 拍:动作相同,方向相反

第三、第四个 8 拍:重复前两个 8 拍

第五节　勃勃生机(4×8拍)　鞠躬敬礼

预备姿势:直立

第一个 8 拍

1 拍:右脚小跳一次,左脚向左侧后方向踢腿一次。同时两手侧举,掌心向下,右手右斜上举,左手左斜下举

2 拍:右脚小跳一次,左脚右斜前方踢腿一次,右手向下成右斜下举,左手向上成左斜上举

3 拍:动作同 1 拍

4 拍:大腿收回成直立

5—6 拍:做鞠躬一次

7 拍:身体向左转 90°

8 拍:右脚收回,成垂手站立

第二个 8 拍:动作与第一个 8 拍相同,但先踢右腿

第三、四个 8 拍:动作同前

第六节　蓦然回首(8×8拍)　蹲姿练习

预备姿势:直立

第一个 8 拍

1—2 拍:左脚左侧一大步,成左弓步,身体向左转体,双手叉腰,头看前面

3—4 拍:身体向右转体,两脚成右弓步

5—6 拍:身体右转成左弓步,左手头上举,掌心向前,右手前平举,掌心向上

7—8 拍:同 5—6 拍,方向相反,动作相同

第二个 8 拍

1—2拍:右脚收回成直立,两手上举,掌心向前

3—4拍:上体前压,两脚伸直,手触地

5—6拍:左脚向前一小步,两膝靠拢,全蹲成捡姿动作,两手扶于大腿侧,头平视前方

7—8拍:左脚收回,成直立

第三、第四个8拍:重复第一和第二个8拍的动作,方向相反

第七节　友好相见

预备姿势:直立

第一个8拍

1—2拍:身体向右转体90°

3—4拍:左脚并腿

5—6拍:左脚上一步,右脚并腿

7—8拍:右手握手

第二个8拍

1—2拍:右脚后退一步

3—4拍:右脚并腿

5—6拍:身体向左转90°

7—8拍:右脚收回直立

第八节　活泼可爱

预备姿势:直立

第一个8拍

1拍:左脚向左侧一步,直腿,勾脚尖,脚后跟点地,同时小跳一次,右膝弯曲,重心在右脚上,两手侧平举,立掌

2拍:两脚收回小跳一次,并脚,微屈膝,两手胸前击掌一次

3拍:动作同1拍,但方向相反

4拍:双手放在背后击掌一次,同动作第2拍

5—8拍:重复1—4拍动作

第二个8拍

1—4拍:向前后踢小腿跑,两手自然前后摆动

5—8拍:后退前踢小腿跑,两手头上举,做挥手动作,掌心向前

第三个8拍:动作同第一个8拍,但动作相反

第四个8拍:动作同第二个8拍

第九节　挥别再见(8×8拍)　转身再见

预备动作:直立

第一个 8 拍

1—4 拍:左脚开始原地踏步,同时左手左斜上举,掌心向下,右手放于体侧,吸气

5—8 拍:左手放下,翻手掌心向上,继续踏步,吐气

第二个 8 拍:动作同第一个 8 拍,但方向相反

第三个 8 拍

1—4 拍:继续原地踏步,双手腹前交叉向头上斜上举

5—8 拍:身体微向右转体,原地踏步,双手放下

第四个 8 拍

1—4 拍:身体向左转 90°

5—8 拍:右手再见,成站姿

7—8 拍:身体向右转体 90°,成垂手站

第五、六、七、八个 8 拍:动作相同,方向相反

练 习 题

一、选择题

1. 形体美最基本的要求是（   ）

A. 健康　　　　　　　　　　　　　B. 匀称

C. 协调　　　　　　　　　　　　　D. 健、力、美三者和谐统一

2. 一般女性三围的比例是胸围约等于臀围,腰围比胸围或臀围小（   ）

A. 21 cm　　　　　B. 23 cm　　　　　C. 19 cm　　　　　D. 25 cm

3. 完美的身材,也就是俗称的"黄金分割",应该是腰以下的腿长占全身（   ）

A. 61.8%　　　　　B. 60.55%　　　　　C. 58.95%　　　　　D. 61.7%

4. 形体训练中,芭蕾的基本脚位共有（   ）

A. 3 种　　　　　B. 1 种　　　　　C. 5 种　　　　　D. 6 种

5. 在把杆前压腿训练中,训练者身体应斜向把杆（   ）

A. 30°　　　　　B. 35°　　　　　C. 45°　　　　　D. 50°

6. 形体训练中,练习者面对把杆侧压腿,支撑腿的脚型是（   ）

A. 脚尖正对把杆　　B. 与把杆呈45°　　C. 平行于把杆　　D. 随意

7. 男性形体美的标准体重(kg)是（   ）

A. [身高(cm)−100]×0.8　　　　　B. [身高(cm)−100]×0.9

C. [身高(cm)−100]×0.5　　　　　D. [身高(cm)−100]×0.7

二、填空题

1. 形体美是指在社会评价体系的基础上对一个人的_____、_____、_____、_____等做出的综合评价。

2. 从美学的角度讲,形体美的基本要素是_____、_____、_____、_____、_____。

3. 在形体训练中,芭蕾的基本手位共有_____位。

4. 人的体形必须符合对比美的规律,首先要符合的是_____原则。

5. 科学地进行形体训练应在饭后_____小时进行。

三、问答题

护士工作对形体美有哪些要求？形体训练的意义是什么？

（李　艳）

第五章 护士仪态礼仪

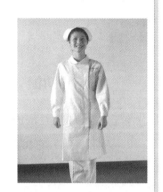

【学习目标】

　　1. 了解:仪态的基本要求及功能

　　2. 掌握:常用的手势语

　　3. 熟悉掌握:站、坐、行、蹲姿的基本要求及表现形式;端治疗盘、持病历夹、推车、传递物品的姿态

【训练活动】

　　1. 训练活动一:站姿练习

　　2. 训练活动二:坐姿练习

　　3. 训练活动三:持病历夹练习

　　仪态即一个人的行为举止,是指人们在活动或交往中表现出来的各种姿态,也称为举止、举动,是人们精神面貌的外观体现,也是人的动作姿态和由动作姿态表现出来的内在素养。正如弗朗西斯·培根所说的那样,行为举止是心灵的外衣,一个人的举止得体与否,直接反映出他的内在素养;举止的规范到位与否,直接影响着他人对自己的印象和评价。仪态礼仪因此被视作人类的一种"无声的语言",又称第二语言或副语言,是个人内在品质、知识、能力等的真实流露。由此可见,人的行为举止、动作体态可以表达交往中不易用言辞表达出来的意思,补充言谈的语义表达和加强语感。

　　护士是特殊的服务行业,在患者眼中,护士应是举止文雅、端庄大方、谦虚可敬、温柔可亲、值得信赖的天使。因此,护士在工作中不仅要有精湛技术、敬业精神,还要具有优雅的仪态举止,以展示自己良好的职业素质和职业形象。护士的体态语言已成为护理活动中的重要沟通方式之一,护士学会在护理工作中准确运用体态语言往往会起到事半功倍的效果。

第一节　概　　述

　　护士端庄、文雅、大方的举止能给人们留下温和、善良、仁爱的"白衣天使"形象。

一、仪态的基本要求

人们在交往中,尤其在正式场合,要遵守举止有度的原则。即要求人们的举止合乎约定俗成的行为规范,做到"坐有坐相,站有站相"。仪态的基本要求是:文明、优雅、敬人。

文明:要求行为举止自然大方、规范得体、高雅脱俗,以体现出自己良好的文化教养。

优雅:要求行为举止美观大方、得体适度、不卑不亢、赏心悦目、颇具魅力,具有良好的风度。

敬人:要求行为举止礼敬他人,以体现对对方的重视、尊重、友好与善意。

二、仪态的功能

仪态在人的相互沟通中具有重要作用,具体来说,有以下五个方面的功能:

1. 表露功能　它可以表达口语难以表达的信息,使双方免于受窘。
2. 替代功能　它可以替代口语,直接与对方交流、沟通。
3. 辅助功能　它可以辅助口语,使人言行一致,思想得以强化,从而使表达更为深刻。
4. 适应功能　它可以适应本人的心理、生理需要。
5. 调节功能　它可以发出暗示,调节双方关系,使对方做出积极反应。

三、护理人员的仪态要求

人们在交往中,尤其在正式场合,要遵守举止有度的原则。在护患交往中,护士要做到尊重患者,尊重习俗,遵循礼仪,尊重自我。护理人员得当的手势、优雅的站姿都有助于与患者的沟通。因此,仪态礼仪在护理工作中起着重要的作用。护理人员的仪态礼仪要求做到"站立有相、落座有姿、行走有态、举手有礼"。

第二节　护士基本仪态礼仪

一、站姿礼仪

站姿,是人的最基本姿势,同时也是其他一切姿势的基础。通常是一种静态姿势。良好的站姿能衬托出美好的气质和风度,亭亭玉立的站姿能展示护士挺拔俊秀的身姿,显示其礼貌、稳重、端庄、挺拔和富有文化修养的风采。

(一)基本的站姿

护士站姿的基本要求:站立时头正颈直,两眼平视前方,下颌内收,表情自然,面带微笑;双肩下沉外展,挺胸收腹,立腰提臀;两手在身体两侧自然下垂或在体前交叉;两脚呈"V"形(即脚尖分开,脚尖之间大致相距10 cm,两脚夹角成45°~60°,呈现为"V"字形)或"丁"字形,或并拢;两膝绷直并紧,立直并拢;脚跟靠拢,呈立正姿势。上半身始终保持挺直端正,身体不能晃动。

站姿时手的位置有以下几种:

(1) 握手式:双臂基本垂直,右手四指在上,轻握左手四指,双手拇指自然弯曲向内交叉,相握于下腹部或中腹部(图5-1)。

(2) 侧放式:双臂自然放松垂于身体两侧(图5-2)。

(3) 体前单屈臂式:一臂自然放松垂于体侧,手掌放松自然弯曲;另一手轻握成半拳置于中腹侧,前不过身体正中线。

(4) 后背式:两手在身后交叉,一手搭另一手腕部或握住手指,两手手心向上收(图5-3)。

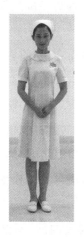
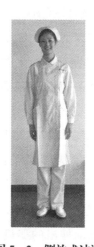
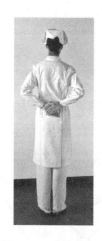

图5-1　握手式站姿　　　图5-2　侧放式站姿　　　图5-3　后背式站姿

(5) 体后单背式:站成左丁字步,即左脚跟靠于右脚内侧中间位置,使两脚尖展开呈60°,身体重心放在两脚上,左手后背半握拳,右手自然下垂。也可站成右丁字步,即右脚跟靠于左脚内侧中间位置,使两脚尖展开60°,右手后背半握拳,左手自然下垂。

站姿的手势表示着职业的谦逊和"随时准备着"。

(二) 不雅的站姿

不雅的站姿给人以傲慢、懒散的印象,其表现形式如下:

1. 全身不够端正　站立时头歪肩斜、臂曲背弓、胸凹腹凸、臀撅膝屈,或双手插在口袋里,或交叉于胸前,懒洋洋地倚靠在墙上或椅背上。

2. 手脚随意乱动　站立时,手位和脚位不当。双手下意识地做些小动作,如玩弄衣角辫梢、医疗器械(听诊器),咬手指甲;双脚呈"内八字"或"蹬踩式",或用脚尖乱点乱划,双脚踢来踢去,双腿叉开过大,用脚去钩东西、蹭痒痒等。

3. 表现自由散漫　站没站样,半站半立,身体歪斜。站立时随意扶、拉、倚、靠、趴、蹬、跨,身体抖动或晃动,显得无精打采,自由散漫。这种表现不但直接破坏了人体的线条美,而且还会使自己显得颓废消沉、萎靡不振或自由放任。

二、走姿礼仪

走姿,也称行姿,体现的是人类的动态之美和精神风貌。从总体上讲,走姿属于人的全身性的活动,但是其重点则在行进中的脚步上。因此,行姿有时也称做步态。

对走姿的总的要求是:轻松、矫健、优美、匀速、不慌不忙,稳重大方。

(一) 基本的走姿

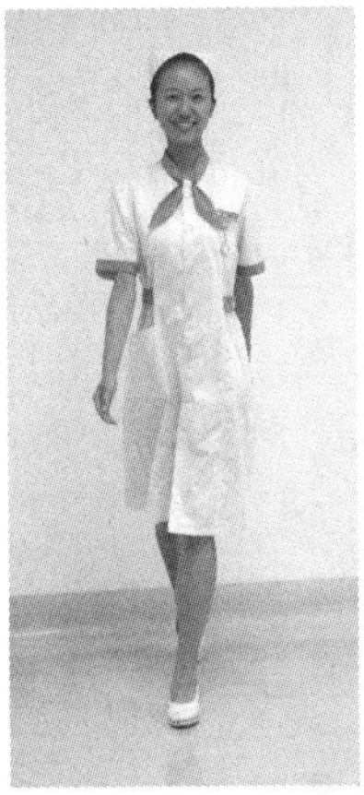

行进姿势的基本要点是:身体协调、姿势优雅,步伐从容,步态平稳,步幅适中,步速均匀,走成直线(图5-4)。行走时,应以正确的立姿为基础,并且要全面、充分地兼顾以下六个方面。

1. 全身伸直,昂首挺胸　行走时,目标要明确,面朝前方,双眼平视,头正肩平,挺胸、收腹、提臀,背部、腰部、膝部要避免弯曲,使全身看上去形成一条直线。

2. 起步前倾,重心在前　起步行走时,身体应稍向前倾,以胸带步,身体的重心应落在反复交替移动的前面那只脚的脚掌之上。要注意的是,当前脚落地,后脚离地时,膝盖一定要伸直,踏下脚时再稍为松弛,并立刻使重心前移,这样走动时,步态更加优美。

图5-4　基本走姿

3. 脚尖前伸,步幅适中　行进时,向前伸出的那只脚应保持脚尖向前,不要向内或向外,同时还应保持步幅大小适中。步幅是指行进中一步的长度。通常,正常的步幅应为一脚之长,即行走时前脚脚跟与后脚脚尖两者相距为一脚长(即男子每步约40 cm,女子每步约36 cm)。

4. 直线前进,自始至终　行进时,双脚行走的轨迹,大体上应当呈现为一条直线。同时要克服身体在行进中左右摇摆,并使身体始终保持以直线的形态进行移动。

5. 双肩平衡,两臂摆动　行进时,双肩、双臂都不可过于僵硬呆板。双肩应当平稳,力戒摇晃。两臂自然下垂,手掌心向内,以身体为中心前后摆动,摆动的幅度以30°左右为佳。不要双手横摆或同向摆动。

6. 全身协调,匀速前进　行走时,大体上在某一阶段中速度要均匀,要有节奏感。另外,全身各个部分的举止要相互协调、配合,表现得轻松、自然。

(二) 护士走姿的特殊要求

护士优雅、敏捷、稳健的行走姿势会给人以动态的美感,充满朝气、活力的精神状态会对周围的人产生感染力。护士走姿的特殊要求主要有以下两方面。

1. **轻盈灵敏** 护士在工作岗位上的行姿应该是轻盈、灵敏,给人以轻巧、美观、柔和之感,显示出护士的端庄、文静、优雅、健美和朝气。因此,要求护士在行走时,脚尖向着正前方,脚跟先落地,挺胸收腹,两眼平视,双肩放平微后展,两臂自然摆动或一手持物在胸前,步履轻捷,弹足有力,柔步无声,让患者感受到一种青春的活力。

2. **快慢适当** 节奏快慢适当,给人以矫健、轻快、从容不迫的动态美。在抢救患者需快走时,注意保持上身平稳,步履快而有序,肌肉放松而舒展自然,使患者感到护士工作忙而不乱,由衷地感到信赖和安全。

(三) 走姿的禁忌

1. **方向不定** 行走时方向不明确,忽左忽右,变化多端,给人留下胆战心惊或心神不定的样子。

2. **瞻前顾后** 行走时左顾右盼,尤其是反复回过头来注视身后,或身体乱晃不止。

3. **声响过大** 行走时用力过猛,导致声响过大,不仅会妨碍或惊吓其他人,还会给人留下粗鲁、没教养的感觉。

4. **八字步态** 行走时两脚尖向内构成内八字步,或两脚尖向外构成外八字步,都会给人留下步态不雅、行动不利索的印象。

三、坐姿礼仪

坐姿,即人在就座之后所呈现的姿势,坐姿是一种身体的放松,一种静态的姿势。稳重端正的坐姿显示出护士谦虚娴静的良好教养,护士在工作时的坐姿端庄,不仅给人文雅、稳重、冷静、沉着的感觉,同时也是自我良好气质的重要展现。护士要随时表现出为患者服务的意识,在护士站和病房不能随意就座,不能流露出倦怠、疲劳和懒散之态。

(一) 基本的坐姿

正确的坐姿,一般要兼顾角度、深浅、舒展等三个方面的问题。角度,即坐定后上身与大腿、大腿与小腿形成的角度,这两个角度的不同,导致的坐姿千姿百态。深浅,即坐下时臀部与坐椅所接触面积的多少。舒展,即入座前后手、腿、脚的舒张、活动程度;其舒展与否,往往与交往对象相关,可间接反映出双方关系。坐姿的重点,是指坐定后的姿势,但就座时的姿势,也务必注意。

正确的坐姿是:挺直上身,头部端正,目视前方;上身与大腿、大腿与小腿均呈 90°;双手掌心向下,叠放于大腿之上,或是放在身前的桌面上,或一左一右扶在座位两侧的扶手上;脚尖朝向前方或侧前方,双脚可并拢、平行,也可一前一后;不应坐满座位,不可倚靠座位的靠背,坐下时臀部占据椅面的 2/3 即可(图 5-5,图 5-6)。

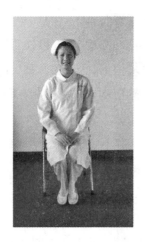

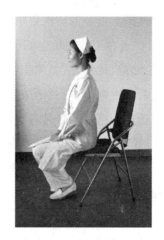

图 5-5　基本坐姿（正位）　　　　　图 5-6　基本坐姿（侧位）

（二）就座的要求

就座，又称入座、落座，即从走向座位到坐下这一过程，它是坐姿的前奏，也是坐的重要组成部分。就座由一系列过程构成，而社交礼仪对其中的各个环节均有规范。

1. **注意顺序**　如果与他人一起入座，则落座时一定要讲究先后顺序，礼让尊长。就座时的顺序有两种：一是优先尊长，即请位尊者首先入座；二是同时就座，它适用于平辈与亲友同事之间。无论如何，抢先就座都是失态的表现。

2. **讲究方位**　不论是从正面、侧面还是背面走向座位，通常都应该从左侧一方走向自己的座位，从左侧一方离开自己的座位，简称为"左进左出"，在正式场合一定要遵守这样的就座原则。

3. **落座无声**　在就座的整个过程中，不管是移动座位还是落座、调整坐姿，都应不慌不忙，悄无声息，不应发出嘈杂的声音。

4. **入座得法**　就座时，应转身背对座位。如果距座位较远，可将右脚后移半步，待腿部接触座位边缘后，再轻轻坐下。着裙装的女士入座，通常应先用双手摆平裙摆，随后再坐下。

（三）坐定的姿势

正确坐定后的姿势，主要有以下两种类型。

1. **正式场合**　在较为正式的场合，或有位尊者在座时，坐下时不应坐满座位，更不能身体靠着座位的背部，大体占据椅面 2/3 的位置即可。坐姿要端正，头颈、上身挺直，呈直角，即正襟危坐，也称正坐。正坐时，双手掌心向下，叠放于大腿之上，或是放在身前的桌面上，或一左一右扶住座位两侧的扶手。女士就座后，务必要并拢双腿，穿短裙时要更加注意。

2. **非正式场合**　坐定之后双腿叠放或斜放。双腿交叉叠放时，应力求做到膝部并拢；双腿斜放时，以与地面构成 45°夹角为最佳。双脚自然下垂，置于地面之上，脚尖应面对正前方，或朝向侧前方。双脚可以并拢、平行,或双脚一前一后。

(四) 常见的坐姿

1. **正襟危坐式**　又称最基本的坐姿,适用于最正规的场合。要求上身与大腿,大腿与小腿,小腿与地面,都应当成直角。双膝双脚完全并拢(图5-7)。

2. **双腿叠放式**　将双腿完全地一上一下交叠在一起,交叠后的两腿之间没有任何缝隙,犹如一条直线,叠放在上的脚尖垂向地面(图5-8)。它适合穿短裙子的女士采用(或处于身份地位高时的场合),造型优雅,有一种大方高贵之感。

3. **双腿斜放式**　要求双膝先并拢,然后双脚向左或向右斜放,力求使斜放后的腿部与地面呈45°角(图5-9)。适用于穿裙子的女性在较低处就座时采用。

4. **前伸后屈式**　要求大腿并紧之后,向前伸出一条腿。并将另一条腿屈后,两脚脚掌着地,双脚前后要保持在同一条直线上(图5-10)。

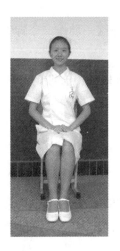 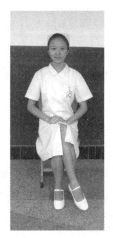 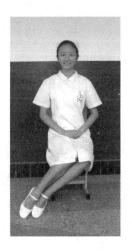 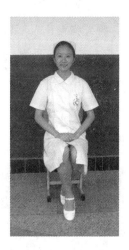

图5-7　正襟危坐式　图5-8　双腿叠放式　图5-9　双腿斜放式　图5-10　前伸后屈式

(五) 离座的要求

当要起身离座时,为尊重他人,表示自己的礼貌,应注意以下几点。

1. **离座前要先有表示**　当有其他人在座时,离开座位前可以用语言或动作向其示意,随后方可起身离座。应避免突然起身惊扰他人。

2. **离座时要有先后顺序**　需要离座时要注意起身的先后顺序,有患者在座时一般让患者先行离座,同事之间可以同时离座。

3. **离座时起身要缓慢**　起身离座时,动作要轻缓,无声无息。应避免起身离座时动作过快过猛,而发出声音或将物品弄倒。

4. **站立稳定后再行走**　离开坐椅时,应先采取基本的站姿,站立稳定后方可离去。应避免起身就跑或起身与行走同时进行。

5. **行走时应从左边离开** 应遵循"左进左出"的原则,离座时从左边离开。

（六）坐姿的禁忌

为展示护士文明端庄的仪态,就座以后,应避免呈现以下不雅的姿势。

1. **脚跟触及地面** 坐后通常不允许仅以脚跟触地,而将脚尖跷起。

2. **随意架腿** 坐下之后架起腿来未必不可,但正确的做法应当是两条大腿相架,并且不留空隙。如果架起"二郎腿"来,即把一条小腿架在另外一条大腿上,并且留有太大的空隙,就不妥当了。

3. **腿部抖动摇晃或高跷蹬踩** 在别人面前就座时,切勿反复抖动或摇晃自己的腿部;切勿为了贪图舒适,将腿部高高跷起,架上、蹬上、踩踏身边的桌椅,否则会给人留下不文明的印象。

4. **双腿直伸出去** 在坐下之后不要把双腿直挺挺地伸向前方。身前如有桌子,则要防止将双腿伸到桌子外面。否则不但损害坐姿的美感,而且还会有碍于人。

5. **脚尖指向他人** 就坐后避免脚尖直指别人,跷脚之时,尤其忌讳这一动作。令脚尖垂向地面,或斜向左、右两侧,才是得体的。

6. **双腿过度叉开** 面对别人时,过度叉开大腿或是叉开小腿,都是极不文明的和失礼的表现。

四、蹲姿礼仪

下蹲的姿势,简称为蹲姿。它是人在下降身体时的一种特殊姿态。文雅美观的蹲姿可显示出护士的职业素养,蹲姿也是护士常用姿势的一种,多用于整理低处物品、捡拾物品、帮助别人或照顾自己。临床工作中如整理物品柜及治疗车下层、为患者捡拾地上物品时,一般多采取蹲姿。

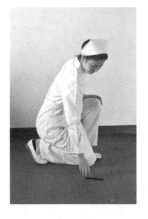

（一）基本的蹲姿

基本的蹲姿要求:一脚在前,一脚在后,两腿靠紧下蹲;前脚全脚掌着地,小腿基本垂直于地面,后脚脚跟抬起,臀部要向下。

（二）禁忌的蹲姿

在公共场所采用蹲姿,有四项禁忌:其一是面对他人,这样做会使他人不便;其二是背对他人,这样做对他人不够尊重;其三是双腿平行叉开,这样做好像在上洗手间,因此又称"洗手间姿势";其四是下蹲时低头、弯背,或弯上身,翘臀部,特别是女性穿短裙时,这种姿势十分不雅。

图 5 - 11 蹲姿

五、手势礼仪

手势,又叫手姿,是人们在交往或谈话过程中用来传递信息的各种手势动作。手势是人类最早使用的、至今仍被广泛运用的一种交际工具。由于手是人身体上最灵活自如的一个部位,所以手势便成了人类表情达意最有力的手段,在体态语言中占有最重要的地位。古罗马政治家西塞罗说过:"一切心理活动都伴有指手画脚等动作,手势恰如人体的一种语言,这种语言甚至连野蛮人都能理解。"法国大画家欧仁·德拉克洛瓦则指出:"手应当像脸一样富有表情。"他们从不同侧面指出了手势的重要性。

手势具有很强的心理倾向性和表达力,通过使用正确优美的手势引领来宾或患者,可以表达出一个护士职业的礼仪素养。护理工作是服务性行业,在工作中如果忽略了手势礼仪,而用手指指点点、比比划划,容易使人感觉粗俗、失礼。

(一) 基本的手势

学习手势,最重要的是正确掌握和运用下述基本手势。

1. 垂放 是最基本的手势。其做法有两种:一是双手自然下垂,掌心向内,叠放或相握于腹前。二是双手伸直下垂,掌心向内,分别贴放于大腿两侧,它多用于站立之时。

2. 背手 多见于站立、行走时,其做法是双臂伸到身后,双手相握,同时昂首挺胸。该手势既可显示权威,又可镇定自己。

3. 持物 即用手拿东西,其做法多样,既可用一只手,也可用双手,关键是拿东西时动作应自然,五指并拢,用力均匀。不应竖起无名指与小指,以免显得成心做态。

4. 鼓掌 是用以表示欢迎、祝贺、支持的一种手势,多用于会议、演出、比赛或迎候嘉宾。其做法是以一手掌心向下,有节奏地拍击掌心向上的另一手掌。需要时,应起身站立鼓掌。但不应该以此表示反对、拒绝、讽刺、驱赶之意,即不允许"鼓倒掌"。

5. 夸奖 是用以表扬他人的一种手势。其做法是伸出右手,四指握拳状,竖起拇指,指尖向上,指腹面向被称道者。但在交谈时,不应将右手拇指竖起来反向指向其他人,因为这意味着自大或藐视。也不宜自指鼻尖,因有自高自大、不可一世之意。

6. 指示 是用以引导患者或他人、指示方向的一种手势。其做法是以右手或左手抬至一定高度(低、中、高),五指并拢,掌心向上,以其肘部为轴,朝向目标伸出手臂(图5-12,图5-13,图5-14)。注意掌心要向上,以表示诚意、谦逊之意。

7. 招手 是工作和生活中常用的手势之一。其做法是身体站直,目视对方,手臂前伸,掌心向外,左右摇动。

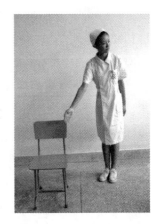

图5-12 指示手势(低位)

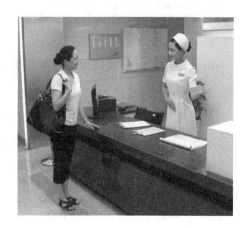
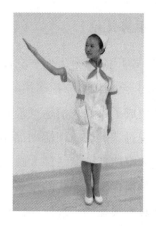

图 5-13　指示手势(中位)　　　　　　图 5-14　指示手势(高位)

(二) 常见手势语

在不同国家、不同地区、不同民族,由于文化习俗的不同,手势的含意也有很多差别,甚至同一手势表达的含义也不相同。所以,手势的运用只有合乎规范,才不至于造成误会、无事生非。常见手势语见图 5-15。

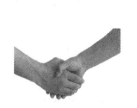
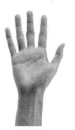
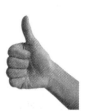
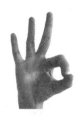
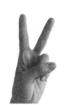

A. 握手　　　　　B. 挥手　　　　　C. 竖大拇指　　　　D. "OK"形手势　　　E. "V"形手势

图 5-15　常见手势语

1. 握手　是一种常见的"见面礼",貌似简单,却蕴涵着复杂的礼仪细节,承载着丰富的交际信息。比如:与成功者握手,表示祝贺;与失败者握手,表示理解;与同盟者握手,表示期待;与对立者握手,表示和解;与悲伤者握手,表示慰问;与欢送者握手,表示告别,等等。

标准的握手姿势应该是平等式,即大方地伸出右手用手掌和手指用一点力握住对方的手掌。握手时,男女之间由女方先伸手,男子握女子的手不可太紧,如果对方无握手之意,男子就只能点头鞠躬致意;长幼之间,年长的先伸手;上下级之间,上级先伸手;宾主之间,则由主人先伸手。

2. 挥手　招呼或告别的手势。在欧洲,人们见面时习惯用"摆摆手"来打招呼。其具体作法是:向前伸出胳膊,手心向外,但胳膊不动,只是用手指上下摆动。如果欧洲人前后摆动整只手,则表示"不"、"不对"、"不同意"或"没有"。但是美国人打招呼时总是摆整只手。在世界许多地方,摆手表示让人走开。在希腊和尼日利亚,在别人脸前摆动整只手意味着极大的侮辱,距离越近侮辱性越大。在秘鲁,前后摆动整只手则表示"到这儿来"。

3. 竖大拇指 向上伸大拇指,这是中国人最常用的手势,表示夸奖和赞许,意味着"好"、"妙"、"了不起"。在尼日利亚,宾客来临,要伸出大拇指,表示对来自远方的友人的问候。在美国、印度、法国,则是在拦路搭车时横向伸大拇指表示要搭车。在印度尼西亚,伸出大拇指指东西。但在澳大利亚,竖大拇指则是一个粗野的动作。

4. "OK"形手势 用大拇指和示指捏成一个圆圈,再伸直中指、无名指和小指。这种手指在美国和某些西方国家广为流传,相当于英语中的"OK",现已逐步遍及到欧亚两洲。但这种不同手势在不同国家和地区表达了完全不同甚至相悖的意思,在美国表示"同意"、"了不起"、"顺利"或"赞扬"等意思;在中国,这个手势表示数目"0"或"3";在日本、韩国还表示"金钱"的意思;在巴西则表示引诱女人,在突尼斯则表示傻瓜、无用。

5. "V"形手势 这种手势使用时手掌向外。现在人们普遍用来表示"胜利"(Victory)。但如使用时手掌向内,就变成侮辱人下贱的意思了,在英国尤其要注意这点,因为在欧洲大多数国家,做手背朝外、手心朝内的"V"形手势是表示让人"走开",在英国则指伤风败俗的事。在中国,"V"形手势表示数目"2"、"第二"或"剪刀"。在非洲国家,"V"形手势一般表示两件事或两个东西。

(三) 禁忌的手势

1. 易于误解的手势 易为他人误解的手势有两种:一是个人习惯,但不通用、不为他人理解;二是因为文化背景不同,被赋予了不同含义的手势。比如,伸起右臂,右手掌心向前,拇指与示指合成圆圈,其余手指伸直。这一手姿,在英国、美国表示"OK",在日本表示钱,在拉美国家则表示下流,不了解的人就很容易产生误会。

2. 不卫生的手势 在他人面前搔头皮、掏耳朵、挖眼屎、抠鼻孔、剔牙齿、抓痒痒、摸脚丫等手势,都极不卫生、不礼貌、也令人反感。

3. 不稳重的手势 在大庭广众之前,双手乱动、乱摸、乱举、乱扶、乱放,或是咬指尖、折衣角、抬胳膊、抱大腿等手势,均属不稳重手势。

4. 失敬的手势 掌心向下挥动手臂,勾动示指或拇指外的其他四指招呼别人,用手指指点他人,都是失敬于人的手势。其中指点他人,即伸出一只手臂,示指指向他人,其余四指握拢这一手势,因有指斥、教训之意,尤为失礼。

六、护理工作仪态礼仪

(一) 端治疗盘姿态

端治疗盘时护士应双手端托治疗盘底两侧边缘的中 1/3 处,拇指、示指在盘边缘,其他三

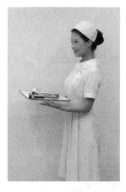

指自然分开,托住盘底。盘内缘距躯干约 3～5 cm,肘关节弯曲成 90°贴近躯干,前臂同上臂及手一起用力(图 5-16)。取放、行进平稳。开门时可用肩部或肘部将门轻轻推开,不可用脚踢门。

(二) 持病历夹姿态

持病历夹时抬头、挺胸、收腹,左手斜握住病历夹的一侧边缘中部,放在前臂内侧,并靠紧腰部;病历夹前缘上翘,另一手自然下垂。站立记录时,左前臂托住病历夹在胸前,以右手拇指、示指从缺口处滑至边缘,向上轻轻翻开病历夹,右手记录(图 5-17)。

图 5-16　端治疗盘

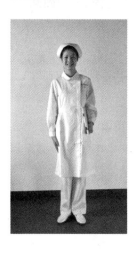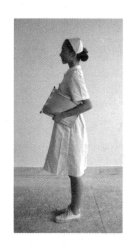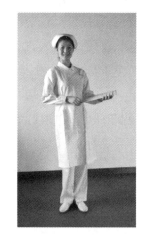

图 5-17　持病历夹

(三) 推车姿态

推车时,护士双手扶住车把或扶住车缘两侧,双臂均匀用力,重心集中于前臂;行进时要注意挺胸、抬头、上身保持正直,收腹,防止撅起臀部,尽量不使腰背部负重过多(图 5-18,图 5-19)。推车行进中,要观看患者或车内的物品,注意周围环境,步子不要迈得太快,要稳、要轻。转移患者的途中,要快中求稳。进入病房前应先停车,用手轻轻推开门,才能推车入室至患者床边进行操作,严禁用治疗车撞击房门,入室后应立即关好房门,再推车至病房。

(四) 传递物品姿态

递接物品的原则是尊重他人。应双手递物或接物,如果在特定场合下或东西太小不必用双手时,一般用右手递接物品;递接物品资料时,应该将资料的正面朝上;递笔、刀、剪之类尖利或带刃的物品时,需将尖端朝向自己握在手中,而不要指向对方(图 5-20)。接物者接物后应说"谢谢"。

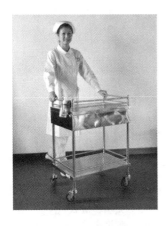

图 5-18　推治疗车

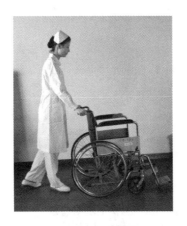

图 5-19　推轮椅

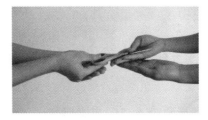

图 5-20　传递尖锐物品

第三节　男护士仪态礼仪

男士的仪态形象与女性仪态形象的要求标准有所不同,主要表现在站姿、坐姿和行姿。

一、男护士站姿

"站如松"是站姿的基本要求。男护士站姿要稳健挺拔,站立时头正,双目平视,下颌微收,面带笑容,挺胸收腹,立腰提臀,双肩放松,脊柱后背挺直,两臂自然下垂。双手可采用自然下垂,手指呈自然弯曲,虎口向前;也可双手交叉在背后或小腹前,左手搭在右手上(男左女右)。男护士也可采用正脚位小八字步站姿,双腿直立,两脚跟相靠,脚尖开度为45°~60°,脚掌分开呈"V"形(图 5-21);或者两腿分开,两脚平行不超过肩宽。身体重心主要落在脚掌、脚弓上。

二、男护士坐姿

"坐如钟"是坐姿的基本要求。入座时以稳重和缓的步履,从容自如地走到座位前轻而稳地落座。坐相要稳重大方,上身挺拔、下颌微收、双目平视。男士多采用以下两种坐姿。

1. **基本坐姿(垂腿开膝式)**　多适用男性在正式场合采用,较为正规。要求上身与大腿、大腿与小腿,皆成直角,小腿垂直地面。双膝分开,但不得超过肩宽。两腿平行自然摆放,双手摆放在双膝或放在扶手上(图 5-22)。

2. **大腿叠放式(正脚位小叠步)**　多适用男性在非正式场合采用。要求两条腿的大腿部分叠放在一起。叠放之后位于下方的一条腿垂直于地面,脚掌着地,位于上方的另一条腿的小腿则向内收,同时脚尖向下。双手掌心向下,自然叠放于膝部(图 5-23)。

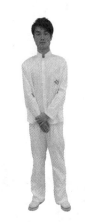
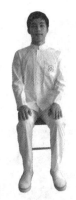
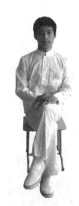

图 5 - 21　男护士站姿　　　图 5 - 22　男护士基本坐姿　　　图 5 - 23　大腿叠放式（正
　　　　　　　　　　　　　　　　　（垂腿开膝式）　　　　　　　　　　　　脚位小叠步）

三、男护士行姿

"行如风"是行姿的基本要求。起步时，上身略向前倾，身体重心落在前脚掌上。行走时，双肩平稳、目光平视、下颌微收、面带微笑。手臂伸直放松、手指自然弯曲，摆动时以肩关节为轴，上臂带动前臂、前后自然摆动，摆幅以 30°～35°为准。步幅大小适当，前脚掌着地，膝和脚踝不僵直；双脚行走的轨迹，大体上应当呈现为一条直线。步速一般在每分钟 100～110 步。男护士行姿应矫健、稳重、洒脱、敏捷，表现出英武豪迈的阳刚之美。

■ 训练活动一：站姿练习

1. **活动情景**　全班学生列队 4 横排，面向教师，由教师发动作指令，并示范。学生练习 10 分钟后，变换队形，两两相对相互学习及矫正。课后继续练习。

2. 训练流程

1) 教师发指令

按身体各部位要求发指令顺序：脚→腿或膝→臀→腹→腰→手臂→胸→肩→颈→头→下颌→眼→面部表情。

如"丁字步"站姿：两脚尖稍稍展开，左脚在前，将左脚跟靠于右脚内侧前端→腿绷直并紧→提臀→收腹立腰→两手在腹前交叉，右手握左手的手指部分，使左手四指不外露，左右手大拇指内收于手心处→挺胸抬头→下颌微收，双目平视→面带微笑。

2) 指导学生练习

(1) 九点靠墙法：背靠一面平整的墙，将枕骨、两肩、两臂、两小腿、两后跟九个点贴墙面，头正、颈直、肩平、胸挺、腹收、腰立、臀收、腿直、脚靠、手垂，双眼平视前方，脸部肌肉自然放松，面带微笑，使脖子也有向上延伸的感觉。难度提升：将脚跟提起，半脚尖站立。每天5～10分钟。

(2) 夹纸顶书法：在两膝盖之间夹一张单层纸，提升腿部线条，同时在头顶上平放一本书，保持书的平衡,以检测是否做到头正、颈直。在原地按标准站姿持续站立,此过程中纸和书不能落下。每天 5～10 分钟。

(3) 背靠背训练:两人一组,背靠背站立。每天 5～10 分钟。

3. 效果评价:见仪态评价表。

■ **训练活动二:坐姿练习**

1. 活动情景 全班学生列队 4 横排,每人一把椅子,面向教师,由教师发动作指令,并示范。学生练习 10 分钟后,变换队形,然后面向镜子,按照坐姿的要求进行自我纠正,重点检查手位、腿位、脚位。课后继续练习。

2. 训练流程

1) 教师发指令 按身体各部位要求发指令顺序:脚→腿或膝→臀→腹→腰→手臂→胸→肩→颈→头→下颌→眼→面部表情。

2) 指导学生练习

(1) 就座方法:先侧身从椅子左侧走近座椅,女士入座时要理一下裙子。入座时右腿先后退一步,以小腿确认一下座椅的位置。女士着裙装入座时,应用手将裙装稍稍拢一下,然后顺势坐下。

(2) 坐定的姿势:在较为正式的场合,或有位尊者在座时,坐下时不应坐满座位,更不能身体靠着座位的背部,大体占据椅面 2/3 的位置即可。坐姿要端正,头颈、上身挺直,呈直角,即正襟危坐,也称正坐。正坐时面带笑容,双目平视,嘴唇微闭,微收下额;双肩放松平正,双手掌心向下,叠放于大腿之上,或是放在身前的桌面上,或一左一右扶住座位两侧的扶手。女士就坐后,务必要并拢双腿,穿短裙时更要注意。非正式场合,坐定之后双腿叠放或斜放。双腿交叉叠放时,应力求做到膝部以上要并拢;双腿斜放时,以与地面构成 45°夹角为最佳。双脚自然下垂,置于地面之上,脚尖应面对正前方,或朝向侧前方。双脚可以并拢、平行,或双脚一前一后。

(3) 离座的方法:离开座椅时,身旁如有人在座,须以语言或动作向其先示意,随后方可站起身来。离开座椅后,先要采用"基本的站姿"。站定之后,从左侧离去。

3. 效果评价 见护士仪态评价表

■ **训练活动三:持病历夹练习**

1. 活动情景

学生 10 人站横排,面向教师,由教师发动作指令,并示范,其余同学观摩。学生练习 2 分钟后,由该 10 位同学对应指导另 10 位同学练习,课后继续练习。

2. 训练流程

(1) 教师按操作动作程序发指令,程序见图 5－24(从 1 至 13)。

(2) 逐渐加速练习 3～4 遍。

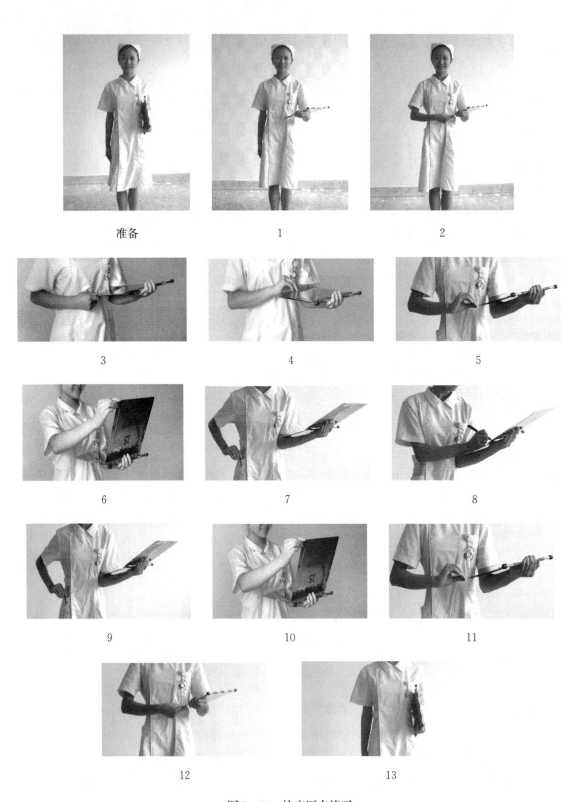

图 5 - 24　持病历夹练习

3. 效果评价　见护士仪态评价表。

护士仪态评价表

项　目	评 分 要 点	分值	自评	小组评	实得分
考核者姓名：					
站姿	挺胸、收腹、梗颈,显挺拔、端庄、优美、礼貌、手脚放置规范	15			
走姿	以胸带步、步履轻捷、弹足有力、从容、平稳、直线和均匀	15			
坐姿	挺胸、手脚放置符合要求、显谦虚、诚恳、文雅、左进左出,坐椅面的 1/2 至 2/3 的位置	15			
蹲姿	屈膝、扶裙、下蹲姿势正确,挺胸收腹,文雅	15			
持治疗盘	持盘、托物手法正确、行进平稳	15			
推车行进	动作协调、省力、行进停放平稳	10			
持夹病历	手持病历本,开关、书写病历本姿势规范	15			
总评分及教师评价：					

练 习 题

一、选择题

1. 在较为正式的场合,或有位尊者在座时,通常坐下之后臀部占据椅面的(   )

    A. 1/3   B. 1/2   C. 2/3   D. 3/4

2. 在正式场合就座时应讲究方位,其原则是(   )

    A. 右进右出   B. 左进左出   C. 右进左出   D. 左进右出

3. 护士基本站姿取正立位时,两脚尖之间的张角约为(   )

    A. 15°   B. 30°   C. 45°   D. 90°

4. 在正规的场合,所谓"正襟危坐"是指躯干与大腿、大腿与小腿应成的角度为(   )

    A. 钝角   B. 直角   C. 锐角   D. 以上都不对

5. 握手时,伸出右手,手掌垂直于地面,此握手方式为(   )

    A. 平等式握手   B. 死鱼式握手

    C. 控制式握手   D. 手套式握手

6. 在公共场合下蹲时,正确的姿势是(   )

    A. 面对他人   B. 背对他人

    C. 双腿平行叉开   D. 单膝点地

7. 在正式场合,不符合行为举止要求的是(   )

    A. 文明   B. 随意   C. 优雅   D. 敬人

8. 鼓掌的做法正确的是(   )

    A. 右手、左手掌心相对,与地面垂直   B. 右手掌心向下,左手掌心向上

    C. 左手掌心向下,右手掌心向上   D. 以上都不对

9. 行走时应双肩平衡,两臂摆动。双臂摆动的幅度以多少为佳(   )

    A. 15°   B. 30°   C. 45°   D. 60°

10. 护士手持治疗盘时的姿态为双手托治疗盘,肘关节贴近躯干呈(   )

    A. 30°   B. 45°   C. 60°   D. 90°

二、判断题

1. 站姿是人在站立时所呈现出的姿态,是人的最基本姿势。(   )

2. 就座时,不管男士还是女士都必须双腿并拢。(   )

3. 起步行走时,身体的重心应落在反复交替移动的后面那只脚的脚掌之上,这样的步态就一定好看。(   )

4. 女士与男士握手,应由女士先伸手;上级与下级握手,应由上级先伸手。(   )

5. 夸奖正确的做法是伸出右手,竖起拇指,指尖向上,指腹面向被称道者。(　　)

三、问答题

1. 为何要提倡护理人员的仪态美? 护理工作中,对护士的举止要求有哪些?

2. 基本站姿、坐姿、行姿的规范和要求是什么? 如何避免不良仪态的出现?

3. 运用手势的基本原则有哪些? 在不同的场景中应该如何运用不同的手势?

(王银燕　庄　红)

第六章　护士日常社交礼仪

【学习目标】

　　1. 了解：日常社交礼仪的概念和作用

　　2. 掌握：社交名片礼仪、交通礼仪、求职及上岗礼仪

　　3. 熟练掌握：称谓礼仪、介绍礼仪、电话礼仪、常用社交礼节

【训练活动】

　　1. 训练活动一：护士常用社交礼节训练

　　2. 训练活动二：电话礼仪训练

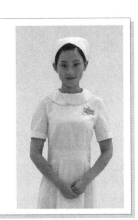

第一节　日常社交礼仪概述

　　社会交往是人类一种基本的社会活动，它是人与人之间的交流和沟通。社会交往所体现的是每个人的心理需求，它也是人的一种最基本的生活技能。社会交往的内容既包括客观的物质、能量、信息，又包括主观的思想、感情、态度，其目的是达成沟通、理解、协调和建立融洽的人际关系。护士在医院这个特殊的环境中与同事、患者及家属等各种各样的人进行交往，要成功履行自己的职业责任，出色扮演自己的职业角色，首先要掌握日常生活中与人交往的社交礼仪，这样能更好地得到他人的认可与赞同。

一、日常社交礼仪的概念

　　日常社交礼仪是指人们在日常社会交往中形成的，并被大多数人认同的交际准则和规范。社会的进步与发展使人与人之间的交往日益频繁，日常社交礼仪已经成为社会生活中不可缺少的内容。讲究礼仪，注重礼貌，遵守一定的礼仪规定，已成为文明生活的一项重要标志。社会交往是每个人都必须进行的活动，其内在核心是对人的尊重和关怀，是与人为善、真诚待人，因此社交礼仪具有广泛性、真诚性的特点。

二、日常社交礼仪的作用

（一）形象作用

社交礼仪要求人们在人际交往中树立良好的形象，其内容十分丰富，包括礼貌、礼节和仪容、仪表美两个部分。总之，只有仪表、言谈、举止符合文明礼仪，才能使人乐意与你深入交往，人与人的关系才会趋于融洽。

（二）补合作用

任何一种人际关系之所以能够维持，关键在于双方心理上得到相互满足。在社会交往中，良好的社交礼仪有助于人们传递信息、沟通思想和交流感情，有利于心理上的沟通和联系。

（三）沟通作用

在社交活动中，特别是在与陌生人或不熟识的人接触过程中，礼仪就像一座桥梁或一条纽带，拉近了彼此之间的距离。礼仪的不同表达方式就是无声的沟通语言，它比一般的沟通语言显得更高雅、含蓄，更易于让对方接受。

第二节　护士常用社交礼仪

一、称谓礼仪

称谓的运用与对待交往对象的态度直接相关，是给对方的第一印象。正确、礼貌、适当的称谓，表现了对交往对象的尊敬，也反映着自身良好的修养。

（一）称谓的原则和方式

1. 称谓的原则

（1）礼貌尊敬原则　这是以礼待人这一礼仪原则在称谓中的具体体现。在社会交往中，人人都渴望得到他人的尊重，也都希望表现自己的礼貌修养，所以应用尊称、敬称称呼对方。例如，"您"——您好、您请；"贵"——贵姓、贵院、贵公司，等等。

（2）适度原则　即在社会交往中根据交往对象、双方关系、交往场合、现场氛围等选择适当的称呼。例如正式的公务交往，称呼应庄重、规范、得体，适用职务称、职衔称，即使交往双方关系亲密，也不适用昵称。另外，在年龄的称谓上，应注意尊重人们的意愿，如有的老年人不愿意被称为"爷爷"、"奶奶"，不愿意接受老年人的事实，可改称"叔叔"、"阿姨"。

2. 称谓的方式

（1）泛尊称　几乎在各种社交场合，对男子一般称"先生"，对女子根据其婚姻状况，已婚女子称之为"夫人"、"太太"，未婚女子称"小姐"；对不知婚否或难以判断的，可以泛称"女士"或

"小姐";此外,在我国过去,不分年龄、性别、职业、职务等可一律泛称"同志"。

(2)职务称 对于有明确职务的人士,在政务、公务或商务活动中通常都用职务称。如"王部长"、"张院长"、"李护士长"、"刘总经理"等。

(3)职业称 对不同职业的人士,为表示对对方职业的尊重,可用对方的职业作为称呼,或在姓氏后加职业作为称呼。如"李教授"、"张医生"、"赵律师"等。

(4)姓名(氏)称 在一般性场合,彼此比较熟悉的人之间,可以直接称呼对方的姓名或姓氏。中国人还习惯于根据年龄,在对方的姓氏前面加上"老"或"小",表示亲切、随意。如"老张"、"小李"等;若对方是德高望重的长者,则把"老"字放在姓氏后,如"张老"。

(5)亲属称 在我国,人们在非正式社交中,通常以亲属称来称呼没有血缘亲属关系的交往对象,让人感到亲切、热情,缩短了交往双方的心理距离。如"周爷爷"、"王奶奶"、"陈姐"、"孙哥"等。

(二)护士称呼患者的要求

在护患交往中,护士对患者礼貌、得体、热情的称谓,可以拉近彼此的心理距离,缓解患者对陌生医疗环境的紧张、焦虑,有利于护理工作的进行。护士在工作中应参照国际、国内通行的称谓礼仪,根据患者的国籍、年龄、性别、职业等选择恰当的方式称呼患者。

1. 禁忌用床号称呼患者 医疗护理中常用床号称呼患者,患者是一个有血有肉、有心理活动,承担各种角色的社会的人。冷冰冰的床号,如"5床打针了",让患者认为自己在护士眼中只是一个号码,感觉不到尊重与亲切。医护人员在讨论患者病况、书写病案等时可以采用床号,但面对患者时应按照称谓礼仪采用适当的称谓。

2. 禁忌用病名称呼患者 有的护士用患者的病名称呼患者,如"高血压,吃药了","糖尿病,输液了"等。疾病让患者身心痛苦,用病名称呼患者会让患者非常反感护士。

3. 禁忌用患者的生理特征或缺陷称呼患者 个别护士用患者的生理特征、缺陷称呼患者,如"胖子"、"眼镜儿"、"瘸子"等,这不仅不尊重患者,还反映了护士自身缺乏修养,这样的称谓要坚决杜绝。

4. 禁忌用蔑称称呼患者 蔑称是歧视对方的称谓。如个别护士把来自农村的患者叫"乡巴佬",把外籍患者叫"洋鬼子"、"老外",把有钱的患者叫"暴发户"等,这不仅是非常失礼的称谓,还会极大地伤害患者的情感与心理,也应坚决杜绝。

二、介绍礼仪

介绍是社会交往中人们互相认识、建立联系的必不可少的手段。它是指原来互不相识的人,通过沟通达到相识,使双方建立关系的意思。

(一)介绍的作用

介绍最突出的作用在于能帮助扩大社交的圈子,缩短人们之间的距离,加快彼此之间的了解,结识新朋友;介绍还可以及时消除不必要的误会,减少人际隔阂和麻烦;介绍还有助于展示自我、宣传自我。

(二) 介绍的类型

在社交场合,介绍有多种方式。按交际场合区分,有正式介绍和非正式介绍;按介绍者区分,有自我介绍和他人介绍;按被介绍的对象区分,有集体介绍和个别介绍;按介绍的目的和介绍采取的形式区分,有商业性介绍和社交性介绍等。护士在社交和工作中常用的介绍方式有以下几种。

1. **正式介绍与非正式介绍** 正式介绍是指在较为正式、郑重的场合进行的介绍,应根据介绍的场合和时间、对象,遵守介绍的礼仪,注意遣词用语的尊敬、礼貌。非正式介绍是指在一般的、非正式场合所作的介绍。这种介绍不必过分讲究介绍规则,有时甚至不必遵循介绍的先后次序,最简单的介绍就是直接报出被介绍者各自的姓名。采用这种较为随便、朋友式的介绍方法,可以使被介绍者感到亲切、自然。

2. **自我介绍与他人介绍** 自我介绍是社交场合很重要的介绍方式,是在必要的社交场合,将自己主动介绍给他人,使他人认识自己的介绍方式。他人介绍,又称第三者介绍,是指由第三者为彼此不相识的双方相互引见的一种介绍方法。

3. **集体介绍** 集体介绍是他人介绍的一种特殊形式,是指介绍者在为他人介绍时,被介绍者其中一方或双方不止一人,甚至是许多人或一个群体。需要做集体介绍时,原则上应参照他人介绍的顺序进行。

(三) 介绍的基本原则和礼仪要求

1. **介绍的基本原则** 介绍时如有疏忽会影响交往,甚至失去朋友,所以必须了解介绍的礼仪规范。介绍中要遵守"尊者优先了解情况"这一国际公认的规则。也就是说,将年轻的或后辈介绍给年长的或前辈,将男士介绍给女士,将一般来客介绍给身份较高的人等。在介绍的过程中,注意先介绍为尊者,而后依次介绍其他被介绍的对象。

2. **介绍的礼仪要求**

1) 自我介绍

(1) 自我介绍的礼仪要求 在自我介绍时做到:①把握恰当的时机,在对方有兴趣、有需要、干扰少、情绪好时介绍自己。②把握好态度,应真实简洁、清晰流畅、坦率自信地进行。夸夸其谈、炫耀自己的自我介绍不会收到良好的效果,相反,谦逊、随和的自我介绍却能赢得听者的尊敬与信任。③面带微笑,充满自信与热情,表现落落大方,胸有成竹。④把握好自己的语言、语调和语速,语气自然、语速正常、吐字清晰、从容不迫。⑤把握好内容,根据不同场合、不同对象和实际需要,应该具有针对性,不能"千人一面",一概而论。

(2) 自我介绍类型

① 工作式自我介绍:适用于工作中,介绍时应注重本人姓名、工作单位、担任的职务或从事

的具体工作这三个要素。如:"您好,我是李丽,是您的责任护士,您有什么需要可以随时找我。"

② 社交式自我介绍:适用于社交活动中,为了与对方进一步的交流与沟通,在介绍姓名、单位和工作的基础上,进一步介绍个人兴趣、爱好、经历及与对方的某些熟人关系等,有利于加深了解,建立情谊。如:"您好,我叫周云,是××医院的内科护士。我来自××市,我们是老乡,对吗?"

③ 礼仪式自我介绍:适用于庆典、仪式、报告、演出等隆重、正式的场合,是一种向对方表示友善、敬意的自我介绍。介绍时除了姓名、单位、职务外,还应使用一些敬语、谦辞,以表示礼待对方。如:"各位尊贵的来宾,大家好! 我是××学院的院长王枫,我代表我们全院师生对各位的光临表示热烈的欢迎!"

④ 应酬式自我介绍:适用于一般性社交场合,应简单明了,往往只介绍姓名一项即可。如:"您好,我叫张明。"

2)他人介绍　为他人作介绍时应注意:①介绍人应该对被介绍的双方都比较熟悉和了解,介绍人应善解人意,审时度势,在双方有意结识并期待有人做介绍时及时为双方引见。②介绍时要按照"尊者优先了解情况"这一介绍的基本原则,严格遵守介绍的先后顺序。③介绍人要将被介绍人的姓名、职务、供职单位、相互的关系等相关信息知之对方,以便对方选择合适的称谓与之建立关系。④作为被介绍者,一般都应起立,目视对方,微笑致意并伴有"认识你很高兴"之类的语言,或者相互握手问候。

三、握手与致意礼仪

(一) 握手礼仪

握手礼是我国乃至世界各国最为通行的会面礼,也是人们在日常社会交往中常见的礼节。据说握手礼起源于西方半野蛮半文明的时期,敌对的双方放下手中的武器,为了证实自己的友好,伸出手掌让对方摸摸手心,这种表示友好的习惯沿袭下来,演变为现在的握手礼。握手礼是现代交际和应酬的礼仪之一,是沟通思想、交流感情、增进友谊的重要方式。

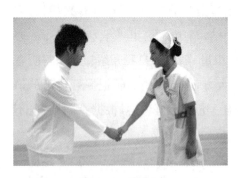

图 6-1　握手礼

1. 行握手礼的场合　握手礼多数用于见面致意和问候,也是对久别重逢或多日未见的友人相见或告辞的礼节。此外,在不同场合、不同情形时握手还可以表示祝贺、道谢、支持、安慰、鼓励、信任等多种含义。

2. 行握手礼的时机　何时宜行握手礼不能呆板地一概而论,它往往要灵活地把握,应根据交往双方关系的亲疏远近、现场的气氛等多种因素来决定。

3. 行握手礼时伸手的先后次序　行握手礼时至为重要的礼仪问题就是握手的双方应由谁先伸出手来,这里应遵守"尊者决定"的原则。也就是说,应由位尊者首先伸手,即尊者先行。位卑者先伸出手就是不懂礼貌,是失礼的举止。具体方式是:男士与女士握手,应由女士先伸手;长辈与晚辈握手,应由长辈先伸出手;上级与下级握手,应由上级先伸出手。在主宾关系时,迎客时应主人先伸出手,客人告辞时则由客人先伸出手。前者是表示欢迎,后者是表示再见,这一次序不可颠倒。总之,在社交场合,社会地位高者、女士、年长者、主人享有握手的主动权,而朋友、平辈见面,先伸出手者则表现主动致意。

4. 行握手礼的姿势和神态　行握手礼时应起立,双方相距约1米,上身约向前躬以表示郑重。伸出右手,四指并拢,拇指张开,手掌与地面垂直,掌心向左侧。与对方交握后用力应适度,可上下稍许晃动三四次,随后松开手恢复原状。握手时神态要专注、热情、友好、自然,面带笑容,视线和对方交流,同时口道问候,切勿左顾右盼、漫不经心、敷衍了事。

5. 行握手礼的力度与时间　与亲朋故旧握手时,所用力度可以稍大一些,时间也可稍长一些;而与初次相识者以及异性握手时,则用力不可太猛,时间也不宜太长。在通常情况下,与人握手不可以毫无力度,让人感觉缺少诚意;也不可用力过大,让人尴尬难堪,有挑衅、示威之嫌。

6. 行握手礼的禁忌　行握手礼时应避免犯下述禁忌。

(1) 行握手礼时伸出的应是右手,如伸出左手,是十分失礼的,即使是左撇子,也要伸出右手。

(2) 行握手礼时不应戴手套,否则十分失礼。但在西方传统中地位高的人和妇女有戴手套握手的特权,女士在社交场合戴薄纱手套与人握手是被允许的。

(3) 不要在握手时戴着墨镜,眼部有缺陷者或患有眼疾者则可以例外。

(4) 不要在握手时面无表情,不置一词,无视对方的存在,敷衍了事;也不要过分客套,过于热情。

(5) 不要以肮脏不洁或患有传染病的手与他人相握;更不能在与他人相握后,用手绢或纸巾揩拭自己的手掌。

(6) 在社会交往中拒绝与他人握手是失礼的。

(二) 其他致意礼节

1. 鞠躬礼　鞠躬礼是日本、韩国和朝鲜十分盛行的礼节,在我国主要适用于在公共场合表示欢迎和感谢,或用于颁奖、演出、婚礼和悼念活动。行鞠躬礼时应脱帽立正,目视受礼对象,以腰为轴,上身弯腰前倾。男士双手应贴放于两腿外侧裤缝处,女士双手应下垂搭放于腹前。鞠躬的次数视具体情况而定,但只有追悼活动才采用三鞠躬。所以在喜庆场合,鞠躬次数要避免为三。一般而言,鞠躬幅度越大,表示的敬重程度就越大。一般问候、打招呼鞠躬15°左右;

迎客、送客表示诚恳鞠躬 30°~40°左右;90°的大鞠躬常用于感恩、悔过、谢罪等特殊情况。

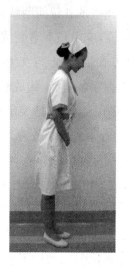
图 6-2 鞠躬礼(15°)

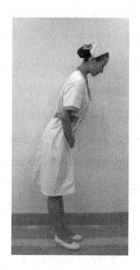
图 6-3 鞠躬礼(30°)

2. 点头礼　又称颔首礼,在会场、剧院、课堂、路遇等不宜交谈的场所,或已在同一场所多次见面时,适合行点头礼。行礼时施礼者面带微笑,一般不应戴帽子,向对方轻轻点头。注意点头幅度不要太大,也不宜反复点头。

3. 举手礼　举手礼适用的场合与点头礼相仿,尤其是与相距较远的熟人打招呼时。施礼者伸出右臂,高过头顶,掌心向着是对方,拇指与其他四指自然分开,轻轻向左右摆动一两下。注意不要上下摆动手掌,也不要将手背向着对方。

4. 注目礼　注目礼适用于升国旗、游行检阅、挂牌揭幕等郑重其事的场合。施礼者起身立正,抬头挺胸,双手自然下垂或贴放于身体两侧,面容严肃庄重,双目注视受礼对象,或目光随着对方移动。注意不要衣冠不整,嬉笑打闹。

5. 拱手礼　拱手礼又叫长揖,是我国民间传统的重要礼节,现在主要适用于春节时的团拜,向长辈祝寿,对亲朋好友的婚庆、生育、晋升、乔迁表示祝贺等。拱手礼时,应起身站立,挺直上身,左手虚握拳,右手抱左手,双手抱拳于胸前,自上而下或由内而外,有节奏地晃动两三下。

6. 合十礼　合十礼又称合掌礼,是亚洲信奉佛教的国家和地区常采用的一种礼节。譬如我国傣族聚居区以及东亚、南亚信奉佛教的国家,合十礼最为通用。行礼时要双腿并拢站立,面对受礼者,手掌合拢并齐,掌尖与鼻尖基本持平,手掌稍稍向外倾斜,上身微欠低头。行合十礼时可面带微笑,口祝颂词,问候对方。注意不要嬉皮笑脸,手舞足蹈。

7. 拥抱礼　拥抱礼是西方国家传统的礼节形式,人们在见面、告别,表示祝贺、慰问和欣喜时常采用拥抱礼。行正规的拥抱礼时应两个人正面相对,各自将右手搭在对方的左肩后面,左手扶住对方右腰后侧。首先向对方左侧拥抱,然后向对方右侧拥抱,最后再次向对方左侧拥抱,三次拥抱后礼毕。在一般的场合,行拥抱礼不必如此讲究,次数也不必如此严格。在我国,拥抱礼多见于外事活动。

8. 亲吻礼　亲吻礼也是西方国家常用的会面礼,它常与拥抱礼同时采用,即双方见面时既拥抱又亲吻。由于双方关系不同,行礼时亲吻的部位也不相同。长辈亲吻晚辈,应当亲吻额头;晚辈亲吻长辈,应当亲吻下颌或面颊;同辈之间,同性应当贴面颊,异性应当亲吻面颊;只有夫妻和恋人之间才亲吻嘴唇。行亲吻礼时,忌讳发出亲吻的声音,或者将唾液弄到对方的脸上。

四、名片礼仪

名片是现代社会活动中一种经过专门设计,能表示自己身份,便于交往和执行任务的卡片,通称为"名片"。名片中一般包括姓名、任职单位、职务或职称、社会任职、通讯地址及邮编、电话号码、电子邮箱等。

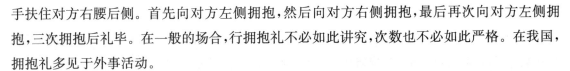

知识链接

名 片 的 起 源

相传,名片在我国西汉时就已广为流行了。当时是削竹、木为片,供拜访者通报姓名用。这种竹、木片被称为"谒",到东汉时改称为"刺",又称"名刺"。后来改用纸制,称为"名纸"。

(一) 名片的作用

在现代社会中,不论是公务活动还是私人交往,名片都是最经济实惠、最实用的介绍媒介,被人们看作自我的"介绍信"和社交的"联谊卡",具有证明身份、扩大社交、联络感情、表达情谊等多种功能。因为名片的内容和用途不同,名片可分为应酬性名片、社交名片和公务名片,通常有以下作用。

1. 交际作用　在社交场合交换名片,用名片作自我介绍,以结交朋友,保持联系。这是名片最为通行、广泛采用的使用方法。

2. 拜访作用　前往他人家庭或工作单位拜访时,可将名片递上代为通报;赠送礼品、鲜花时,可将名片附上;还可以用名片代为引荐他人,或在拜访对方未遇时留下名片并附简短留言。

3. 感谢、祝贺作用　收到朋友的礼品或书信,可用名片作为收条或谢帖,还可以用名片代替短信,向朋友表示祝贺、感谢和慰问。

(二) 名片使用的礼仪规范

为使名片在人际交往和公务活动中更好地发挥作用,应讲究名片使用的礼仪,规范地使用名片。

1. 递送名片的礼仪　参加各种正式活动,应随身准备好名片放入名片夹,方便随时取用。递送名片时,应起身站立呈15°鞠躬状态,面带微笑,眼睛友好地目视对方,用双手或右手将名片正面面对对方郑重其事地递送过去,同时配以口头的介绍和问候,如"请多多指教"或"请保持联系"。如果同时向多人递送名片,可按由尊而卑或由近而远的顺序,依次递送。

2. 接受名片的礼仪　接受他人名片应当恭敬,用双手或右手接,眼睛友好地注视对方,口称"谢谢",表达对对方的尊重。接过名片后要从头至尾认真看一遍,记住对方的称呼,这也是表示对对方的尊重;若有疑问,可以当场请教,以示重视。若接过他人名片后看也不看,或马上放进口袋,或随手乱丢,或拿在手上折叠,这些都是失礼的行为。

3. 索要名片的礼仪　需要向对方索要名片时,可以采用这样几种办法:主动递上自己的名片,并说:"您好,我们认识一下,交换名片好吗?"向尊长者索要名片,可以礼貌地询问:"以后如何向你讨教?"若是平辈之间或向晚辈索要名片,可直接询问:"以后怎样与你联系?"如果没有必要,不要贸然索要他人名片;当他人向你索要名片,自己又认为没有必要给时,最好以委婉的方式拒绝。

五、电子通讯礼仪

除去面对面的直接交往之外,电话、手机、电子邮件、传真等已经成为现代人重要的、不可缺少的通讯交际工具,它们使用方便,能简便快捷地传递信息,沟通感情,是现代社会重要的交往方式之一。

(一) 电话使用礼仪

电话作为现代通讯工具,具有使用方便、简单快捷、高保真、高效率的特点,已经成为现代人交流信息、传递感情的一种重要社会交往方式。打电话虽然不是面对面的交谈,但从拨打、接听以及谈话内容、语气上同样可以表现通话人的文明礼貌和道德修养。如果不懂得拨打和接听电话的礼仪规范,会影响和损害个人或单位的"电话形象"。

1. 拨打电话的时间

(1) 通话时间的选择　最好选择双方事先预约的时间或对方方便的时间。一般不宜在早上7点以前、晚上10点以后、用餐或午休时间拨打电话。拨打国际长途时,要先了解时间差,否则有可能打扰他人。公务电话尽量在工作时间内打,避免在工作时间之外打扰对方。节假日如果没有重大紧急的事情不要打电话打扰别人。

(2) 通话时间的长短　以问题讲清、内容简短、时间控制在3分钟以内为基本原则。一般情况下,每次通话时,发话人应当自觉、有意识地将每次通话的时间限定在3分钟内;通话应言简意赅,尽快挂机,避免占用工作电话而影响急诊或抢救工作的联系。

（3）注意受话人的反应　通话开始时，应先询问对方通话是否方便，若不方便，可另约时间；或是先向受话人道歉："很抱歉，事关紧急，在此时打扰您了。"若估计通话时间较长，通话的事情较复杂，应事先征求对方意见，通话结束时表示歉意。

2. 文明通话　无论接电话还是打电话，语气应绝对谦和，要把自己美好的形象通过声音传过去；先主动问候对方，然后马上礼貌地自报家门。第一句话可这么说："您好！这里是××科室，我是值班护士×××。请问，有什么事情需要我帮助吗？"对受话人不可大声呵斥、粗暴无礼，也不要低三下四、阿谀奉承。通话时若电话突然中断，需由发话人立即再拨，说明原因。若拨错电话，应对接听者表示歉意，不应一言不发，挂掉电话。终止通话时应说声"再见"再轻轻放下话筒。

3. 及时接听电话　电话铃声一响，应立即放下手中的事情，尽快接听，一般强调铃响不过三声，但不要在铃响第一声就立即接，这样做可以给打电话的人有一个准备的时间。有时因工作太忙实在脱不开身，不能来接听的情况下，而对方不是紧急、要紧的事，这时可向对方说明："我们正在抢救患者，过会儿您再打来可以吗？"或者说："对不起，我过一会儿再给您打过去。"午间、夜间电话铃响起应立即接听，以免影响患者休息，这时接电话的语音以能使对方听清即可。如自己为拨打的一方，则应耐心拨打，通常铃响6遍后无人接听再挂断。如果你正在病房工作或有其他要紧事，铃响多遍才接起话筒，此时你应主动向对方致歉："抱歉，让您久等了。"

4. 接打电话的声音　病区电话一般设在护士站，离两边的病房较近，通话时声音不宜太大，以对方能听清楚为度；话筒不要太近或太远，一般话筒距口部保持3 cm左右即可，否则影响患者的休息及办公室其他人的工作。护士接打电话时还须注意不要影响及伤害到别人。如通话时护士的笑声或某些闲聊，会使正经受病痛折磨的患者和心情沉重的家属感受到强烈的心理反差而伤心难过。如你在接听电话时这样说"对，2床患者是肺癌"之类话的时候，会让尚不知情的患者听后受到很大的打击。因此，值夜班时，要维护病区的安静，禁止对着话筒大声喊叫。不可在病区内大声呼叫接听者或大声传话。

5. 通话内容的选择　通话内容应简明扼要，长话短说，废话不说，没话别说，尊重别人的时间。通话前，作好充分准备，养成重要电话列提纲的习惯。如把受话人的姓名、电话号码、通话要点等列出一清单。通话时，拨打电话者首先问候对方并确认受话人。然后，自己将单位、姓名告知受话人。叙述通话内容时应言简意赅、直奔主题，简要地说明要表达的事情。切勿"当断不断"，现想现说，啰哩啰嗦而影响对方工作或休息。

6. 语速音调　接打电话时要注意声音清晰、柔和自然、有节奏感；音调适中，不可高尖；语速适中，不可太快或太慢；语气亲切、自然和谐；语句简短，吐字准确。接打电话时，不可高声"喂喂"地呼叫，可以用对方能听到的声音："您好！请讲。"若因话筒噪声严重而影响声音的清晰度时，你可礼貌地请对方拨打一遍："很抱歉，声音听不清，您是否方便重拨一次？"有的长途电话实在听不清时,你可向对方说:"对不起,您讲的我没听清,请再重复一遍好吗?"联系工作需确认对方是否听清并理解时,可略作停顿后问一下,如:"我们科室想借用你们科室的胸腔穿刺包,不知是否方便,因我们急用现在就派人来取,您看可以吗?"必要时重复一遍关键词:"对,是现在急用,您看行吗?"这种中速的、请求的语气、简明扼要的工作联系容易被人接受。在得到对方帮助时你应立即用中速、愉悦的音调向对方进行真诚的道谢:"太感谢了,给您添麻烦了,我们马上就来。"所以,恰当的语速音调可使对方听起来感觉舒服和谐。

7. **接听电话的顺序**　护士在工作中,同时接听两个或两个以上电话时应分清主次,妥善安排好接听电话的顺序。首先要坚持"以患者为中心"的原则,如两个电话中其中一个是病房的呼叫器,则应先接呼叫器,以便及时处理患者的事情;其次是急诊电话优先于普通电话;上级电话优先于同级电话;长途电话优先于普通电话;之后再与第二个电话通话并加以解释。绝不可同时接听两个电话,或者只听其中一个而任由另一个来电铃声响个不停。通话中,若恰逢另一个电话打进来,切忌置之不理,可向对方解释说明原因,嘱其勿挂断电话,稍等片刻,再去接听另一个电话。或者让第二个来电的发话人留下电话号码,告之一会儿主动与之联系。

8. **通话时的身体姿势**　在接打电话时,还要注意保持正确的身体姿势。在接打公事电话或上级领导的电话时,无论你身在何处,都应正襟危坐,手持话筒,切忌把话筒夹在脖子下、抱着电话机随意走动,或趴着、仰着,或是高架双腿与人通话。因通话时的身体姿势往往能通过通话双方的语音、语气、语调传递给对方,是对对方不礼貌、不尊重的表现。

9. **代接电话的礼仪**

(1)**以礼相待**　接听电话时,若对方要找的人就在附近,应立即去找,并告诉对方:"请稍等,我去帮你找",不要拒绝对方的请求。通常,请人"稍等"的时间不超过 30 秒。护士应随时注意为患者保持一个安静、温馨的疗养环境,不可在病区内大声喊叫"某人电话";如果对方要找的人不在,应立即告诉对方,他要找的人不在,"××暂时不在,请您过一会儿再打来"。或者询问对方是谁,是否可以代为转达信息。如对方有请求,应热情相助。值得注意的是,在未经授权的情况下不可随意说出指定受话人的行踪。

(2)**态度谦和**　即使你很忙或者已经连续接听了 100 个电话,都要耐心地接听,都要像对待接听第一个电话那样热情、谦和,因为拨打第 101 个电话的人,可能还是第一次拨通你的电话。

(3)**不要盘问**　代接别人的电话或找你的同事,不要盘问,否则是失礼的表现,会使对方和你的同事心存反感。对方不愿说的事情不要主动去问。

(4)**准确记下留言**　若发话人要找的人不在而又请求代为转达意愿时,受话人应热情相助。如对方有留言,应准确记录,并与对方核实确认,以免误事。牢记"5W1H"的技巧。所谓的"5W1H"是指 Who(何人)、When(何时)、Where(何地)、What(何事)、Why(为什么)、How

（如何进行）。此外，记录内容还应包括通话者的单位、姓名、通话时间、通话要点、是否要求回电话、回电话的时间等内容。还应向对方承诺，自己将会及时转达清楚代为转达的内容，并要尽量亲自转达，以免使内容走样、误事。

（5）尊重隐私　代接、代转电话时，不可过多询问，可以说："我能帮您做些什么？"由对方决定下一步的处理方式；注意严守代接、代转电话内容的秘密，切忌随意扩散；当别人通话时，不要进行"旁听"。

10. 挂断电话的顺序　一般电话，原则上是发话方先挂，地位高者先挂。与上级或长辈通话后，上级或长辈先挂电话。当你请求别人帮助时，被求的人先挂电话。终止通话后要轻轻搁上话机，千万不要随便一扔，这样会使旁边的人觉得你没教养或误认为你对刚才接打电话的对方有意见。通话中途断线时，应按礼节由发话方立即重拨，拨通后稍作解释，以免对方误以为是你有意挂断的。

（二）移动通讯工具使用的礼仪

手机等移动通讯工具在现代生活中的使用越来越普及，它们大大方便了人们的生活，但如不注意遵守使用移动通讯工具的礼仪规范，也会给人们的生活带来烦恼。

1. 遵守公共秩序，讲究社会公德　在公共场合使用手机应尽量放低声音，切勿干扰、妨碍他人；在一些严肃、寂静的场合，如查房、操作、会议、演出、学术讨论、课堂等，应自觉关闭手机或将其铃声调至振动或静音状态，以免干扰秩序，影响他人。尤其不可在给患者做护理操作时，中途接打电话，而应认真细致、有始有终地完成操作；再在合适时机及场合给对方回电，向主叫方解释"对不起，我刚才正忙着××操作……"在工作中，一定要让患者觉得，在你的心里他是最重要的。

2. 注意和维护安全　乘飞机时，在飞机起落时应自觉关闭无线通讯工具，以免干扰飞机接收电子讯号，影响安全；在驾驶车辆时，不宜使用移动通讯工具，以免导致交通事故；在一些特殊场合，如油库不宜使用移动通讯工具，以免发生火灾；医院的特殊病房也不宜使用移动通讯工具，以免影响仪器正常工作，妨碍患者的治疗。

3. 尊重个人隐私　手机等移动通讯工具里还贮存着其他信息，所以不要随便借用或翻看别人的手机。手机的号码属个人专有，主人不愿意可以不告诉他人，不应当随便打探他人的手机号码，更不应当不负责地将别人的手机号码转告他人。不得已需借用他人手机打电话时，请不要走出机主的视线，并尽量长话短说，话毕表示感谢。这样既体现了对他人的尊重，又体现了自己的涵养。

（三）电子邮件礼仪

电子邮件（E-mail），又称电子信函，随着互联网的广泛传播和使用，电子邮件以其节省时间，信息量大，通讯费用低而日益普及。使用电子邮件同样需要遵守一定的礼仪规范。

1. **突出主题,认真撰写**　发送电子邮件,首先应在主题栏注明主旨,让收信人一目了然;其次行文要流畅,内容简明扼要;第三,格式要完整,电子邮件格式与书信的格式一致;最后,使用文明用语,称呼、敬语、祝辞一样都不可少。

2. **自觉进行杀毒扫描**　发送电子邮件前应使用杀毒程序对信件进行杀毒扫描,避免因电子邮件让他人计算机感染病毒。收到来历不明的电子邮件必须谨慎处理,以防自己的计算机染毒。

3. **不可滥用电子邮件**　现代人的生活、工作节奏很快,时间宝贵,不要滥发电子邮件浪费自己和他人的时间,传播垃圾邮件更是不道德的。

4. **发送群发信件要求**　应用保密附件方式发送群邮件,不泄露其他收件人及其电子邮箱地址。

5. **注意电子邮件的编码**　这是电子邮件独有的问题,也决定着通信联络是否成功。我国内地与港、澳、台以及其他国家的中文编码不尽相同,通信时乱码现象时有发生。因此通信时最好用英文注明自己使用的中文编码系统,确保通信成功。

第三节　护士求职礼仪与上岗礼仪

一、求职礼仪

大中专学生结束学业,进入社会,立即就面临着寻求工作的压力。只有在社会职业结构中占据自己的一席之地,才表明你真正成为被社会认可的独立的人。在求职时,个人专业素养固然重要,而良好的礼仪可以帮助你充分展现出自己的专业素养和个人素质,博得用人单位的青睐。

(一) 个人简历书写礼仪

个人简历是书面的自我介绍,内容应包括本人所受教育;工作经历;应聘职位;曾经获得的奖励和荣誉;到求职单位工作的理由以及所具备的胜任该项工作的智慧和才能;个人的兴趣和爱好等。个人简历应用最简练的语言和最简洁的方式,真实地展示自己最优秀的一面。

1. **知己知彼,做好心理准备**　制作求职简历之前,首先要全面了解自己、熟悉应聘单位,在心理上多做些功课。

(1) **自身的优势**　我学了什么? 分析自己从专业学习和社会实践活动中有何收益,是否把知识转化成自己的智慧和能力;我曾做过什么? 分析自己在学习期间担任学生干部职务和社会工作中获得的成绩和经验积累,突出经历的丰富性和对以后职业活动有何帮助;我做过的事情中最成功的是什么? 如何成功的? 分析挖掘自己的长处。

（2）自身的弱势　分析自己性格的弱点，找出其中的偏差并努力弥补，这将有助于自我提高；分析自身经验或经历中欠缺的方面。欠缺并不可怕，可怕的是自己还没有认识到或认识到了而不懂装懂。正确的做法是认真对待，努力克服和提高。

（3）熟悉应试单位情况　应聘、面试之前，应多了解应试单位的情况。通过网络、相关报道或宣传资料，弄清楚单位名称的读音和准确写法；明确单位的性质，建立时间的长短；了解单位的规模、声誉及工作条件，总体收入水平等。对应聘单位了解越多，就会越明确自己努力的方向，心里就越有把握。

2. 简历编写重点突出，简洁详实　个人简历应包含以下内容：姓名、性别、年龄、住址、电话号码、E-mail；求学经历情况，获得的学历、学位证书；工作经历及曾担任过的职务、工作职责及成就等。根据不同性质的应聘单位，求职应聘材料可以有明显的个性特征。

（1）求职简历要"简"　面对许多的简历，招聘者不可能一一细读。内容简洁易懂，条理清楚的简历最不会被漏掉，而长篇大论最不招人喜欢。

（2）求职简历要突出"经历"　用人单位最关心的是应聘者的经历，从经历来了解你的经验、能力和发展潜力。因此在简历中要重点写你学过的东西和做过的事情，突出个人的经验、能力及过去的成就。学习经历包括学校学习经历和实习、培训经历；工作经历要写明你经历过的单位、从事的主要工作，尤其是近期的经历更要详细。

（3）围绕应聘职位要求阐述　招聘者的目的是考察应聘者能否胜任拟聘职位，所以简历中无论经历还是自我评价，要围绕所应聘职位的要求来阐述。

3. 简历制作美观大方　对求职者来说，编写、制作简历是求职的一个十分重要的环节，写好简历是求职成功的第一步。简历设计应简洁美观、朴实大方，切忌花里胡哨；简历应书写工整，最好打印，切忌潦草混乱；简历编写要行文流畅，用词得当，切忌出现文字或语法错误，涂改擦痕。这一切都会让用人单位认为应聘者素质不高。

（二）面试礼仪

我们都知道第一印象的重要性，而面试不可避免地会让应聘者感到紧张。如何克服紧张心理，初次见面就能展示出自己良好的内外素养？这就需要注重初次见面的礼仪礼节、见面后的谈吐介绍礼仪以及个人面试形象礼仪。通过这些礼仪礼节来创造环境和氛围，让面试者产生好感，形成良好的第一印象。

1. 化妆适度，服饰得体　面试时，化妆修饰不可过度，妆容以淡雅、大方、自然为宜，切不可浓妆艳抹或另类前卫；面试时的着装修饰要尊重社会规范，要符合社会大众的审美观，也应根据应聘单位不同而选择不同风格的着装，一般以典雅、成熟的装扮为宜。大多数情况下不穿拖鞋、超短裙、牛仔裤。如男护士面试时不要剃光头，留胡须；女护士面试时不要化浓妆，佩戴过多装饰品，穿超短裙。

2. 仪态规范大方　准时参加面试,切勿迟到;面试时自己要精力充沛,进门后保持自信的微笑,友好注视面试者的眼睛;与对方握手时注意把握好力度与时间;等面试者请你就座时按指定位置入座,注意坐姿端正大方,表现良好的精神状态;面试中不要做小动作,如不停地抖动腿脚、揉搓手指,抓耳挠腮、随手玩弄小物品等,这样不仅不够庄重,而且显得局促不安,自信心不足。

3. 言辞运用得体　面试不同于闲聊,语言能力也是面试者评估你的一个重要指标,每个应聘者对自己的遣词造句都应慎重选择。首先要流畅清晰地进行自我介绍,实事求是,不要刻意回避自己的缺点与不足;其次,交谈中始终做出积极、肯定的反应,谈话中不要使用带有否定色彩的词语,如厌恶、拒绝、不要等;第三,面试交谈中回答问题要谨慎,不要打断对方正在说的话,不要和面试者争辩;最后,面试时还要注意不可乱开玩笑,不要乱拍马屁。

二、上岗礼仪

经过应聘、面试,最终被录取并且走上工作岗位,职业生涯就此起步了。如果说应聘、面试时是推销自我,那么上岗工作就是展示自我职业能力的开始。在走上新的工作岗位时,要使自己的职业旅程有一个良好的开端,树立起自我良好的"职业形象",应注意以下几个方面。

(一) 全面了解任职单位的各项规章制度

认真阅读和学习任职单位的各项规章制度、员工守则,自觉遵守各项规定,按章办事。

(二) 仪表整洁大方,符合职业身份

上岗时应穿着职业装,既适合职业性质、工作环境,又实用和便于活动,并且给人以整齐划一,美观整洁的感觉,也能标明职业身份,增强职业责任心与职业自豪感。护士在上岗时应着护士裙或护士服,佩戴工作牌。女护士戴燕帽,头发按要求梳理,发饰素雅端庄,妆容自然亲切,面带职业微笑;男护士不留长发、不剃光头,每日剃须,稳重大方。这样的职业形象,能赢得患者和家属的信任,也能激发护士自我的职业自尊心和责任感。

(三) 服从管理,尊重同事,团结协作

职业活动离不开领导管理和分工协作,刚刚进入工作,应了解主管各项业务工作的负责人姓名及其职责,听从工作安排;同事间介绍和被介绍时应起身握手、问候,注意礼貌礼节,一定要仔细听清并记住同事们的姓名,尽早区分认识。在工作中尽职尽责完成自己的工作,并积极协助、配合同事开展工作,融入工作团队,形成团队精神。

■ **训练活动一:护士常用社交礼仪训练**

1. 活动情境　在护理礼仪实训室进行,环境宽敞、明亮、清洁。师生着护士服,戴护士帽,

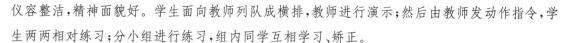

仪容整洁,精神面貌好。学生面向教师列队成横排,教师进行演示;然后由教师发动作指令,学生两两相对练习;分小组进行练习,组内同学互相学习、矫正。

2. 训练流程

(1)教师讲解并演示。教师按照第七章第二节中握手礼、鞠躬礼、点头礼、举手礼等的要求,详细讲解动作要领,并逐一进行演示。也可以播放多媒体教学片,组织同学观摩。

握手礼:两人相距1米左右以正确站姿站立,身体略微前倾,右手分别从身体右侧抬高至肘,向对方伸出,拇指张开,四指自然并拢,指尖斜指向地面,掌心向左侧;两手手掌完全交握,力度适中,上下晃动三四次,同时松开,恢复原状;握手同时目视对方,面带微笑,口说寒暄、问候话语。

鞠躬礼:首先以正确的站姿站立,女士双手交握,搭放于腹前,男士双手自然下垂,掌心向内,贴放于身体两侧;目视受礼对象,面含微笑;以腰为轴,向前弯曲15°,再练习30°鞠躬与90°鞠躬。

点头礼:教师与一名学生饰演两位护士,分别持病历夹与治疗盘在病区相遇,微笑注视对方,步子稍作停顿,向对方点头致意。

举手礼:面向相距较远的友人,目光和对方交流,举起右手高过头顶,拇指与四指自然分开,掌心向着对方,左右轻轻摆动手掌,放下恢复原状。

(2)分组训练。将学生分为8～10人一组,组长负责,进行分组练习。教师巡回指导。

(3)每组推荐2～4名学生,将训练内容进行编排,在全班展示,师生共同评价。

3. **效果评价**　见护士社交礼仪评价表。

训练活动二:电话使用礼仪训练

1. **活动情景**　一名13岁的女学生因患化脓性扁桃体炎,由其母亲陪同下,于某日晚9点来院就诊,经急诊室检查后,急诊科护士电话通知住院处。住院处通知内科病房,护士接待,安排患者入院。

2. **训练流程**

(1)教师讲解:教师对分组练习内容进行讲解,提出要求。教师巡回指导。

(2)分组训练:组织学生分组进行角色扮演,每4人为一组,分别扮演急诊科护士、内科病房护士、患者及家属进行练习。情景练习内容及要求:①急诊护士打电话通知住院处;②住院处电话通知病区有新患者入院;③内科病房护士接待新患者入院:迎接问候、自我介绍→送至病房→入院介绍;④健康宣教。

3. **效果评价**　分组练习结束后,任选两组进行演示,集体评价,老师指出优点和不足。

护士社交礼仪评价表

考核者姓名：					
项 目	评分要点	分值	自评	小组评	实得分
握手礼	站姿、手姿规范,表情得体,自然大方	20			
鞠躬礼	站姿、手姿规范,表情得体,自然大方	20			
点头礼	站姿规范,点头自然,表情得体	20			
电话礼仪	拨打文明,接听及时,语言文明礼貌	20			
介绍礼仪	语言流畅礼貌、介绍清楚,态度亲切热情	20			
总评分及教师评价：					

练 习 题

一、单项选择题

1. 男士与女士在社交场合握手,先伸手者为(　　)

    A. 男士　　　　　　　B. 女士　　　　　　　C. 谁先无所谓　　　　D. 最好同时伸手

2. 社会交往中,介绍的顺序应遵守的国际公认规则是(　　)

    A. 男士优先　　　　　B. 女士优先　　　　　C. 尊者优先　　　　　D. 长辈优先

3. 接听电话时,最好在铃响几声左右拿起电话最为适宜(　　)

    A. 一声　　　　　　　B. 两声　　　　　　　C. 三声　　　　　　　D. 四声

4. 称呼在日常交际中的作用(　　)

    A. 表示友好　　　　　B. 表示距离　　　　　C. 表示修养　　　　　D. 表示尊敬

5. 在相距较远的时候,向对方致意适宜行(　　)

    A. 点头礼　　　　　　B. 握手礼　　　　　　C. 注目礼　　　　　　D. 举手礼

6. 乘飞机时,应自觉地关闭手机,这是为了(　　)

    A. 尊重隐私　　　　　B. 遵守公德　　　　　C. 维护安全　　　　　D. 保证畅通

二、判断题(正确的打√,错误的打×,每题1分,共20分)

1. 接过他人递交的名片,马上放进包里,这是礼貌的。(　　)

2. 在使用电话时要自觉维护自己的"电话形象"。(　　)

3. 客人告辞时,应由主人首先伸出手来与客人相握,表示再见。(　　)

4. 行鞠躬礼时,唯有追悼活动才采用三鞠躬。(　　)

5. 进入有人管理的电梯,应主动先进后出。(　　)

三、简答题

1. 介绍应遵循什么礼仪? 社交场合常用的介绍方式有哪些?

2. 简述移动通讯工具使用的礼仪。

3. 简述称谓的原则,护士称呼患者应注意什么?

四、案例分析

    某医院内科6病房有4张床位,现有3名住院患者,分别是1床吴××,女,41岁,教师;2床刘××,女,19岁,大学生;三床,白××,男,50岁,某局局长。现在又来了一名新入院的患者入住6病房4床,陈××,男,68岁,退休工人,李护士分管6病房,她应该如何称呼他们? 如何向新患者作自我介绍并介绍新患者与其他患者认识?

(马　洁　周铁波)

第七章　护士言谈礼仪

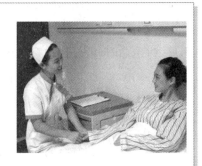

【学习目标】

　　1. 了解：言谈礼仪的概念及学习目的

　　2. 掌握：言谈的基本礼仪；护理工作的言谈礼仪

　　3. 熟练掌握：常见护理工作场景礼仪、护理操作礼仪

【训练活动】

　　训练活动：患者入院工作礼仪训练

　　言谈是护理工作中最主要的语言沟通方式。由于护士职业的特殊性，其言谈技巧将直接影响护理工作的水平和质量，言谈的内容和方式也反映出护理人员的素质、水平和能力。护理工作中，护士收集资料进行护理评估、确定护理诊断、制订护理目标及护理计划、实施护理措施时都需要与患者交谈。此外，为解决患者的健康问题，护士需要与医生、营养师、检验师、患者家属等进行交谈以解决健康问题，达到护理目标。因此，言谈礼仪成为护理工作者应当掌握的最基本的工作技巧。

第一节　言谈的基本礼仪

　　言谈是指语言和谈吐。言谈礼仪是人们在进行语言交流过程中应具备的礼仪规范。目的是通过传递尊重、友善、平等的信息，给对方以美的感受，从而影响对方接受自己的观点、思想、信念，使其利益关系在相互理解、协调、适应的过程中得以实现，使个人和组织的形象得以提升和完善。

一、言谈技巧

（一）语言规范

　　在进行交流时，应注意使用规范性的语言，并根据言谈的不同场合、不同时间、不同地点及不同对象而有所变化。

1. **语言要文明礼貌**　使用文明、礼貌的语言,是言谈礼仪的最基本要求,是尊重他人的具体体现,是建立良好人际关系的基础。因此,在言谈中要多使用敬语、谦语、雅语,以赢得他人的好感、信任和体谅,避免使用粗话、脏话、怪话等。

(1) **敬语**　敬语就是指对听话人表示尊敬的语言。经常使用敬语可表现出一个人的良好修养,在与人初次交往,与尊者、长者交谈,尤其在工作或其他正式场合更应使用敬语。使用敬语应灵活运用,不能千篇一律。常用敬语有:

问候敬语:"您好"、"您早"、"上午好"、"下午好"、"晚上好"、"晚安"等。

见面敬语:"初次见面,请多关照"、"很高兴认识您"、"久仰大名,认识您是我的荣幸";对于许久未见的故人可用"久违了,一向可好"、"久违多时,先生(小姐)更加精神了"等。

请托敬语:"请"、"劳驾"、"拜托"、"借光"、"请鼎力相助"、"请关照"、"烦劳"、"赏光"等。

致谢敬语:"谢谢"、"十分感谢"、"麻烦您了"、"难为您了"、"劳您费心了"、"十分感激"等。

礼赞敬语:"很好"、"好极了"、"太美了"、"太棒了"、"真了不起"、"太出色了"等。

安慰敬语:"您辛苦了"、"别着急,请您稍候"、"请保持冷静,问题一定会解决的"、"您别担心"、"您多保重"、"请节哀顺变,保重身体要紧"等。

征询敬语:"我能为您效劳吗?""您还有什么事吗?""您喜欢吗?""我可以进来吗?"等。

祝福敬语:"恭喜恭喜"、"祝贺您功成名就"、"祝贺您取得好成绩"、"祝您节日快乐"、"祝您佳节佳庆,好事连连"、"祝您好运"、"祝您幸福"、"祝您健康"等。

迎送敬语:"欢迎光临"、"很高兴您能光临"、"欢迎来访"、"欢迎各位莅临指导工作"等。

告别敬语:"再见"、"祝您一路平安"、"欢迎再次光临"、"希望以后多联系"、"后会有期"、"给您添麻烦了,谢谢您的帮助,再见"等。

(2) **谦语**　谦语也称谦词、谦让语,指向人表示谦恭、自谦的话语。恰当地使用谦语是表达谦虚的最佳形式,常用的谦语有谦称、致歉语、其他谦词等。

谦称:如尊称对方为"贵方"时可自谦为"愚方"、"我方";尊称他人之见解为"高见",谦称自己之说为"拙见"等。

致歉语:表示歉意用"让您久等了"、"让您受累了"、"请原谅"、"对不起"、"很抱歉"、"打扰了,真过意不去"、"对不起,让您费心了"、"很抱歉,失陪了";责备自己礼貌不周说"失敬",向别人提问时说"冒昧"等。

其他谦词:如请人让路可说"对不起,请行个方便",求人解难说"恳请",请人指点说"请赐教",请人批评说"请指教",劝人用膳说"请品尝",请人勿送说"请留步",托人办事说"拜托",请人帮助说"劳驾"等。

(3) **雅语**　雅语为各种文雅的话语。雅语能表明一个人的善意及对客人的尊重,更能体现出个人的语言素养,展示文明和高雅的风度。

常用的雅语如:等候来客说"恭候",没能亲迎客人说"失迎",探望别人说"拜访",询问年龄用"贵庚",归还原物说"奉还",谢他人恩德说"不胜感激"等。用于替代俗语或忌讳语的话语,如把"怀孕"说成"有喜",把"月经"称作"例假",把"经商"说成"下海",把听不见的人称为"失聪",把看不见的人称作"盲人",把腿脚残疾称为"行动不便",对"不满"表述为"遗憾",讳言死亡而改称为"逝世"、"仙逝"、"离世"、"谢世"等。

在西方,对男子不管其结婚与否都称为"先生";对已婚女性称为"夫人";未婚女子称为"小姐"。在外交场合,将女性称为"女士",以示对女性的尊重。

总之,在运用上述语言时,应尽量使用文明礼貌的语言,因时间、地点、人物的不同,恰当灵活地运用,真正发挥言谈礼仪在人际交往中的重要作用。

2. 语言要恰当准确　言谈过程中语言要恰当准确,以免因误解而发生纠纷。

(1) 发音准确无误　要求做到:①发音标准,不读错音、念错字,以免让人见笑或误会。②发音清晰,让人听得清楚、舒服,而不可口齿不清,含含糊糊。③音量适中,使人听了感到柔和悦耳。

(2) 语速快慢适中　在讲话时,语速要保持快慢适中,让听众能清晰明白地听清发言人要表达的语意。在交谈中,语速过快、过慢或忽快忽慢,都会影响表达的效果。

(3) 语气谦和有礼　言谈中,说话的语调应强弱适当,语气亲切谦和,平易近人,文明礼貌。不要端架子、倚老卖老、以上压下,以大欺小、官气十足。

(4) 语法规范准确　使用符合语法要求的语言,不可随意省略或颠倒;语言含义应准确,以使信息能正确地传递。

(5) 内容简明扼要　运用语言交流时,力求做到言简意赅,简明扼要,这样可节省时间,对适应现代社会快节奏、高效率的工作及生活方式极为有利。切忌啰哩啰嗦、废话连篇。

(6) 语言通俗易懂　护士要尽量使用和患者相同的语言及文字,用词要口语化,使患者听后能明白其意思。不要使用对方听不懂的土语、方言,慎用外语,特别要注意不能用患者听不懂的医学术语及医院常用的省略语。护理工作中要求护士会讲普通话,还要适当掌握一些当地方言,以利于和当地患者进行交流。

(二) 话题恰当

与人交谈,要注意交谈话题及内容的选择,话题的选择反映了一个人的身份、修养、爱好及受教育程度。通常交谈中宜选择的话题有既定的话题、格调高雅的话题、轻松愉快的话题、对方擅长的话题、时尚流行的话题等。应当避免的话题有涉及国家或行业秘密的话题,非议党和政府的话题,背后议论领导、同行、同事的话题,有争论的话题,涉及别人隐私的话题,格调低俗的话题等。

(三) 方法得当

言谈的方法可根据言谈的目的、场合及时间合理选择和运用。

（1）互动交流时　在进行交谈、讨论、咨询、电话等互动谈话过程中，"停、看、听"三字谈话规则要牢记在心。"停"是指没有想好不要随便开口；"看"是指言谈时要察言观色，细心观察谈话对象的面部表情；"听"是指要认真倾听对方的谈话。这里的"倾听"非常重要，一个善于言谈的人，首先应该是一个善于倾听的人。

（2）单项传递信息时　在进行汇报、演讲、讲解、口头通知等单向传递信息的言谈过程中，开场白应做到具有吸引力，重点突出，条理清楚，事情的前因后果交代清楚，巧妙结束。

（四）掌握分寸

言谈中注意掌握说话的分寸。应注意以下几点：①说话形式的分寸，即公众场合言谈举止要文明，说话要文雅让人，不要旁若无人地高谈阔论，大声说笑。②说话内容的分寸，即对不熟悉的人不开过分的玩笑，尤其对不熟悉的异性更要注意，否则是对他人的不尊重；也不要对他人出言不逊、背后议论他人、揭人短处、谈人隐私。③说话体态的分寸，即双方谈话应相互正视，相互倾听，不要用手指人，手势幅度不可过大，因为指手画脚、大惊小怪、过分紧张、失口失态都是不礼貌的体态。④其他，说话时切忌东张西望、答非所问、频繁地看表，更不可做一些无关的小动作。

（五）善于赞美

赞美别人有着非同寻常的意义，它能化解矛盾，消除人与人之间的误会，并激励他人，使人友好相处，加深友谊。生活中有了赞美，人才会有进取心和自信心。赞美能帮助我们肯定自己，也肯定别人，让世界变得更加和谐。因此，赞美的力量是不可估量的。护士应善于赞美患者，及时发现其优点和长处，并加以赞扬。通过赞美患者，体现出对患者的真诚、肯定和关心，对提高护理效果有着重要的意义。

赞美的方法有：

（1）直言夸奖法　即毫不含糊地直言表白自己对别人的肯定和赞赏，如："你真了不起"、"你真是个能干的人"。

（2）肯定赞美法　即当人经过艰苦的努力终于获得成功的时候，非常渴望得到别人的赞美和肯定，如操作比赛得了一等奖、申报的科研项目获得立项、考试得了第一等；此时，及时的赞美会使人更加发奋努力。

（3）反向赞美法　即把指责变成赞美，使对方在赞美声中意识到自己的问题，这是一种非常巧妙的方法。如一名学生参加演讲比赛，结果不太理想，心里非常难受，这时老师安慰他说："你已经尽力了，虽然这次没拿第一，但你有今天这样的成绩已经很不错了，别难过，下次再争取。"听了老师的安慰，这名同学心里舒服多了，表示会更加努力的。

（4）目标赞美法　即在赞美别人时，为对方树立一个目标，这样能激励对方增添信心，坚定信念，朝着这个目标而努力奋斗。

（5）意外赞美法　即出乎意料地得到别人的赞美和夸奖会让人更加惊喜,如一名学习委员把教学日志填写得认真仔细,在他看来是应该这样做的,却得到了领导的表扬和夸奖。这种赞美只要时机得当又能巧妙运用,更能激动人心,更有利于创造和谐、快乐的人际关系环境。

（六）其他言谈技巧

言谈艺术表达的技巧是多样化的,在交谈过程中,除应做到以上技巧外,还有许多其他的言谈技巧,这些技巧的合理运用对交往的成功往往起到事半功倍的作用。

1. 抓住对方心理的交谈法　即抓住对方的心理特征与喜好进行交流,可以拉近交谈双方的距离,使交流顺利进行。"逢人减岁"就是一种开始交谈的技巧,尤其对女性,把对方的年龄尽量说小,使对方感到自己显得年轻,产生一种心理上的满足感。因此,交谈时多站在对方的角度进行思考,多分析对方的性格特点,多察言观色,对交谈会起到一定的帮助作用。

2. 委婉交谈法　委婉交谈法就是运用迂回曲折的含蓄语言来表达本意的方法,让对方在接受不同意见的同时仍感到自己是受尊重的,并能从理智及情感上接受对方的意见或批评。实践证明,在交谈中,不应直接陈述对方不快、反感之事,更不能因此而伤害其自尊心。应力求含蓄、委婉、动听,并留有余地,善解人意,用这种交谈方法表达某种意思,常比直抒己见要婉转、高雅,而且成功率高。例如,在用餐时要去洗手间,不宜直接说"我去上厕所",而应说"我出去一下",或者"我去打个电话"。来访者停留时间太长,影响本人工作或休息,需要请其离开,不宜直接说:"你该走了"、"你待得太久了",而应说"我不占用你的宝贵时间了"等,均属委婉交谈法的具体运用。

3. 幽默法　幽默法是在一定的语境下,以诙谐、愉悦的方式,通过语言的反常组合来传播信息,实现预期目标的一种语言表达方式。幽默法是语言礼仪的高级表现形式。它具有许多妙不可言的功能,言谈中如能善于利用幽默语言,可以活跃或缓和紧张的气氛,起着润饰、调解人际关系的作用。正如恩格斯所说:"幽默是具有智慧、教养和道德优越感的表现。"在一次奥斯卡的颁奖礼上,一位刚刚获奖的女演员准备上台领奖,也许是因为太兴奋了,被自己的晚礼服长裙绊了脚,摔倒在舞台边上。当时全场静默,因为还从来没有人在这样全球直播的盛大晚会上跌倒过。此时女演员迅速地起身,真挚而感慨地说:"为了走到这个位置,实现我的梦想,我这一路走得艰辛、坎坷,付出了很多代价,包括有时跌跌撞撞。"——全场爆发热烈的掌声。我们相信这位女演员不但不会因这次摔跤而影响形象,反而还会因此而获得更多人的认可。这就是幽默感的威力,在瞬间化逆境为顺境,化危机为机遇。

构成语言幽默意境的技法有正话反说、偷换概念等多种。不论用何种方法,都贵在机智、灵活、得体,使人听后,或啼笑皆非,或惊喜交加,又回味无穷,寓意深刻。

4. 暗示法　暗示法是通过人的语言、手势、表情或情境(如视觉符号、声音符号)等进行施授,使被暗示者按授示者所寓意的方式去行动或接受一定的意见,达到提示、教育或治疗的目

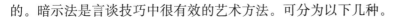

的。暗示法是言谈技巧中很有效的艺术方法。可分为以下几种。

（1）点化式暗示法 是用点化的方式，用意向紧密相关的另一件事来引起被暗示者反应的方法。如公路拐弯处的标语牌上写着"事故高发地段"，这个标语牌点化人们"这段路交通事故多"，提醒人们注意交通安全。

（2）引发式暗示法 是用引导、启发的方式，使矛盾双方受到启发暗示而作出相应的反应，达到化解矛盾的方法。

（3）图像式暗示法 是以图像来暗示并引起反应的方法。如妇幼保健院以张贴母亲给婴儿哺乳的宣传画来暗示"母乳喂养好"，教育人们科学养育的道理。

二、交谈方式

1. 神态专注 交谈时要目光平视对方，全神贯注，坐姿端正，面带微笑。"听"的一方在交谈中表现得神态专注，就是对"说"的一方最大的尊重。当对方精辟的观点或与自己不谋而合时，应以微笑、点头等动作表示支持、肯定或赞许。在对方"说"的过程中，不妨以"是"或"嗯"声等作出回应，表示自己在认真倾听；在对方需要理解、支持时，应以"对"、"没错"、"是这么一回事"、"我有同感"等加以呼应；在自己讲话时，适当引述对方的观点及见解，或直接向对方请教。这些都能增加共鸣感，促进双方愉快地合作。

2. 双向共感 社交礼仪规定，在交谈中应遵循双向共感规则。它有两重含义：第一，双向。它要求人们在交谈中，应注意双向交流，且在可能的前提下，要尽量使交谈围绕交谈对象进行，无论如何都不应妄自尊大，忽略对方的存在。第二，共感。它要求在交谈过程中，谈论的中心内容应是彼此感兴趣、并能愉快接受、积极参与且易产生共鸣的内容。遵守这条规则，是交谈能否取得成功的关键。

3. 礼让对方 在交谈中，务必要争取以对方为中心，处处礼让对方，尊重对方。做到"五不要"：

（1）不要独白 在交谈中要目中有人，礼让他人，要多给对方发言的机会，不要一人独白，侃侃而谈，"独霸天下"，只管自己尽兴，始终不给他人张嘴的机会。

（2）不要打断 出于对他人的尊重，在他人讲话时，尽量不要在中途予以打断，突如其来、不经允许地插上一嘴。这种做法不仅干扰了对方的思绪，破坏了交谈的效果，而且会给人以自以为是、没有教养之感。

（3）不要质疑 接受对方就不要质疑对方的言语，这是双方谈话相互信任的前提。

（4）不要补充 当别人发表个人看法时，最好的方法是聆听。确需发表自己的意见或进行补充，应等对方把话讲完，或是在对方首肯后再讲。否则会使对方产生你比别人懂得多，喜欢出风头的误会。

（5）不要抬杠 抬杠，是指喜欢与人争辩，固执己见，强词夺理。交谈中若自以为是，无理辩三分,得理不让人,是有悖交谈主旨的。

4. 适可而止 和其他形式的社交活动一样,交谈亦受到时间的限制,需要见好就收,适可而止。一般来说,普通场合小规模的交谈时间在半小时以内为宜,最长不超过 1 小时。每个人每次的发言时间在 3 分钟以内为宜,最长不超过 5 分钟,以免交谈信息与情趣被稀释,而起到相反的作用。

第二节 护理工作中的言谈礼仪

护理工作中的言谈礼仪,是护理工作者与患者在进行语言交流过程中应具备的礼仪规范。语言既能治病,又能致病。医学之父古希腊名医希波克拉底曾说过:"医生有两种东西能治病,一是药物,二是语言。"良好的语言能抚平患者心理上的创伤,给患者幸福、温暖、信心及力量,而不恰当的语言可加重患者的病情。因此,护士应掌握护患交流的语言技巧,针对不同患者的心理特点,通过交谈给患者以开导、启发、劝说及鼓励,以消除或减轻患者的精神负担和顾虑。

一、护士语言技巧

1. 言语恰当 在护患交流中,护士应运用规范性的语言,使患者能正确接受所传递的信息。运用得体的称呼,称呼语是护患交往的起点。称呼得体,会给患者以良好的第一印象,为以后的交往打下相互尊重、相互信任的基础。护士称呼患者的原则是:①根据患者的身份、职业、年龄等情况而采取合适的称呼,力求准确、恰当。②避免直呼其名,尤其是初次见面呼名唤姓是不礼貌的。③不可用床号取代称谓。④与患者谈及其配偶或家属时,适当用敬称如"您夫人"、"您母亲",以示尊重。使用语言还应考虑到患者的文化程度和接受能力,尽量做到通俗易懂。

2. 善于倾听 倾听是指全神贯注地接收和感受患者在交谈时发出的全部信息(包括语言和非语言信息),并做出全面理解的过程。倾听是护患沟通技巧中的重要手段。倾听时要与对方保持适当的距离,以 1 米左右较好,身体应稍向患者倾斜,并保持目光的接触。倾听技巧有以下几种:

(1) 倾听时间充分 充分估计交谈所需的时间,以便有足够的耐心听取患者的诉说。

(2) 全神贯注 交谈过程中,护士要尽量排除干扰因素,如关掉手机,专心地听、耐心地听、冷静地听、有分析地听。

(3) 适时给予反馈和回应 倾听时应适时点头或应答,如"哦"、"是吗"、"嗯"、"知道了"等,以表示自己在认真地听及对所谈的内容有所思考。

(4) 不随意打断患者诉说 让患者充分诉说,不要随意打断或插话,以便全面完整地理解患者的本意与真实情感。

（5）不要有分散注意力的举动　如时不时地看表、看窗外等。

（6）注意患者的非语言行为　非语言行为往往是真情实感的流露，护士应善于观察患者的非语言行为，如面部表情、手势、眼神等，以听出弦外之音，来了解患者的真实想法。

3. 运用核实　核实是指在倾听过程中，为证实自己对内容的理解是否准确而采用的方法，能避免双方产生曲解，使沟通朝着有效的方向进行。核实的方法有以下几种：

（1）重述　是指护士将患者说话的要点重新说一遍，让患者确认后再继续交谈；或是要求患者把说过的话再重述一遍，待护士确认自己没有听错后再继续交谈。在言谈过程中正确运用重述，可以避免曲解对方的意思，也表明自己在全神贯注地倾听，显示对对方的尊重。

（2）澄清　是指护士将患者话语中的一些模棱两可、含糊不清和不完整的陈述讲清楚，以求真正理解患者谈话的内涵，从而获得更具体、更明确的信息。如："您刚才讲的我还不太明白，请您再讲清楚一些好吗？"

（3）归纳总结　是指用简单、概括的方式将对方谈话的内容重述一遍，以核实对谈话内容理解的正确性。可将患者的话题集中在关键问题上，以进一步获得所需的信息，增加信息的准确性。

4. 引导交谈

（1）开场白的技巧　良好的开端是成功的一半。有些年轻护士，特别是护士生，想与患者很好地交谈，但往往苦于不知如何开启话题。因此，应积累谈话的经验，掌握一些交谈的技巧是打开话题的好办法。如用一些嘘寒问暖的方式进行交谈很容易与患者形成情感的交流，使患者获得心理上的满足和慰藉，缩短彼此之间的距离。如早晨查房时，可向患者问声好，了解患者的睡眠、饮食情况；天气变冷了，嘱咐患者"天气变冷了，要加件衣服，不要着凉"；或告知患者好的检验结果，很快可以出院等信息。话虽不多，却能让患者感到温暖和身心愉快，体会到护士对自己的关心和诚意，这时患者就会对护士敞开心扉，畅所欲言了。

（2）细心聆听、巧妙询问　患者因生病往往急切希望医护人员了解自己的病情，以对自己的病情做出正确的诊断，因此语言表达往往较为急切，恨不得把自己所有的病痛一下子倾诉出来，甚至是滔滔不绝地说个没完。此时，护士应做到细心地聆听，不要随便打断患者的诉说，并应抓住恰当的时机，适当地插话，巧妙地询问，引导患者说出对疾病有效的信息，避免谈话偏离正题。

（3）引导谈话或结束谈话的技巧　当感到患者的谈话偏离正题、离题较远时，护士不应急于突然转变话题，而应婉转地转变话题，以免患者因打断谈话而产生不愉快的感觉。需要结束谈话时，应在患者谈话告一段落时，劝告患者："该休息一会儿了，以后有机会我们再继续谈。"或设法转移话题，再结束谈话。

5. 适当沉默　沉默是一种超越语言的沟通方式,有时能起到无声胜有声的作用。适当的沉默可以给护患双方创设一个思考和调适的机会。尤其是在患者焦虑、悲伤或哭泣时,适当的沉默可让患者感觉到护士在认真地倾听、仔细地体会他的心情,对患者是一种无声的安慰,能收到意想不到的效果。沉默还可以缓解过激的语言和行为,化解紧张的气氛。在护理交谈中,沉默既可表达无言的赞许,也可表达无声的抗议;既可表达欣然默许,也可表达保留己见。

6. 巧妙提问　提问是收集信息和核对信息的手段,是交谈最基本的方法,是护士必须掌握的基本功。提问一般分为封闭式提问和开放式提问,两种方式常交替使用。

(1) 封闭式提问　即有方向性提问或限制性提问,是将患者的应答限制在特定范围内的提问,患者回答问题的选择性很小,有时只需回答"是"或"不是"。如"您今天感觉好些了吗?""您喜欢喝牛奶吗?""经过一段时间的治疗,您的疼痛减轻了吧?""您今年多大了?"等。

封闭式提问的优缺点:优点是患者能直接坦率地回答,护士可在短时间内获得所需要的及有价值的信息,节省时间。缺点是这种提问方式使患者处于被动地位,回答问题比较机械死板,患者没有充分解释自己想法和释放情感的机会,缺乏自主性,护士难以得到提问范围以外的其他信息。这种提问方式如果使用过多,将不利于建立良好的护患关系及交谈的发展和深入。因此,在治疗性交谈中,应尽量少用。

(2) 开放式提问　即没有方向的提问或敞口式提问,所问的问题回答范围无限制,可引导患者开阔思路,充分说出自己的观点、意见、想法及感觉。如"您今天感觉如何?""您哪儿不舒服?""您觉得服用这药后感觉怎么样?"等。运用开放式提问,护士可更多地了解患者的想法、情感与行为。但不能过多地诱导,否则很难获取真实资料。另外,护士对提出的每个问题都应慎重考虑和选择,态度诚恳,必要时向患者说明提问的原因及目的,以消除患者的疑虑,取得理解和配合。

开放式提问的优点是没有暗示性,患者可主动而无限制地回答问题,有利于敞开心扉、宣泄及表达被压抑已久的感情,谈出更真实的情况,使护士能获得患者较多的信息,更加全面而深入地了解患者的观点、思想、情感和行为。缺点是需要较长的交谈时间,容易偏离主题。

7. 恰当运用态势语言　态势语言是指人们在进行交流时,通过面部表情、姿态和动作来表示一定语义、传递信息的一种伴随性无声语言。又称体态语言或人体语言,是言谈交流的重要辅助手段。态势语言能起到补充和强化有声语言的作用,有时它所表达的信息比有声语言更富表现力和感染力。态势语言中最主要的表情语是目光语和微笑语。

8. 把握好交谈节奏和时间　不同的患者,说话的速度和反应的快慢不一。因此,护士应根据患者的具体情况,把握好交谈的节奏,特别是老年患者反应较慢,当表达不清时,不要催促,应耐心对待,说话的速度尽量与患者保持一致;与患者谈话时要选择合适的时间,不应在患者休息、吃饭或治疗时谈话,应事先和患者讲清交谈时间,不宜把时间拖得太长。

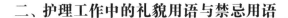

二、护理工作中的礼貌用语与禁忌用语

护理人员在护理工作中,要使用文明礼貌的语言,做到出口成"礼",这不仅是护理职业的要求,也是人类健康的需要。因此,护理工作者要做到说话文明礼貌,态度亲切热情,充分体现出对患者的理解和尊重,使之感到无比的温暖和安慰,从而树立起战胜疾病的信心,有利于疾病的康复。相反,若护理人员以恩赐者的身份自居,冷落怠慢患者,甚至恶语伤人,势必会损伤患者的自尊心,不利于疾病的康复。

1. 礼貌用语 护理人员与患者的言谈不同于与一般人之间的谈话,它是整个医疗护理服务过程中的重要组成部分,是医疗护理服务质量的一项重要标志,也是社会精神文明的具体体现。因此,每一位护理工作者都应提高职业道德修养,在工作中坚持使用文明礼貌用语。以下是部分常用礼貌用语,护士在临床工作中要学会运用。

(1)"您好,我能帮您什么忙吗?"

(2)"您好,能告诉我您的名字吗?"

(3)"您好,我是您的责任护士,让我作一下自我介绍。"

(4)"您好,您就是张大爷吗?"

(5)"您请坐下,稍等一会儿,医生马上就来了。"

(6)"您不介意的话,我可以看一看吗?"

(7)"请问您吃过什么药吗?"

(8)"请问您不舒服有多久了?"

(9)"让您费心了。"

(10)"请您记住,明早抽血检查前请不要吃东西。"

(11)"请您不必顾虑,尽量放松,保持镇静。"

(12)"您最好住进医院来,需要进行全面的检查。"

(13)"请您别担心,您的病情很快会好起来的。"

(14)"您不要着急,痊愈需要一个过程。"

(15)"请您稍等一会,检查结果大约得20分钟才能出来。"

(16)"如果您觉得难受,请随时到医院来看一下。千万别耽搁了。"

(17)"您明白了吗? 看哪些方面还需要我给您解释的?"

(18)"您好,您今天感觉怎么样?"

(19)"请您脱掉鞋子,躺下。"

(20)"请您解开上衣的扣子、松开腰带。"

(21)"我会尽量按照您的要求去做。"

(22)"请您解开裤子,我马上为您扎针。"

(23)"您好,我给您测量血压,请把袖子卷起来。"

(24)"您好,请让我帮您把体温表夹在腋下,给您量体温。"

(25)"我需要从您的手臂上取点血做化验,请脱掉上衣,卷起袖子。"

(26)"张大妈,昨晚休息得好吗? 感觉怎么样?"

(27)"我来为您整理床铺,请您先坐椅子上好吗?"

(28)"我把窗户打开通通风、透透气,您介意吗?"

(29)"对不起,请您听大夫的话,暂时还不要活动,好吗?"

(30)"您对哪些食物过敏? 比如虾、蟹等等。"

(31)"请您尽量多吃一些,这样有助于您疾病的早日康复。"

(32)"这是您的药,请您拿好。请按说明服用。"

(33)"请记住,不要在饭前服用此药。"

(34)"请您记住服药,每天三次,饭后服用。"

(35)"对不起,这个问题我也不太清楚,我帮您问问大夫好吗?"

(36)"对不起,拥挤在诊室里会影响医生的工作,请你们到外面等候好吗?"

(37)"对不起,请您让一让,让我的治疗车过去,谢谢!"

(38)"对不起,我正在给另一位患者治疗,请您稍候,我一会儿就来。"

(39)"对不起,虽然我们这里条件差些,但我们会尽力为您提供最好的服务。"

(40)"祝您早日恢复健康!"

(41)"请回去后好好休息,保重身体,请走好!"

(42)"祝贺您康复出院,日后还请多多保重!"

2. **禁忌用语** 常言道:"好言一句三冬暖,恶语伤人六月寒。"护理人员要提高护理服务质量,不仅要认真改变服务态度,使自己明白在护患交流中应该说什么、怎样说;某些不文明的语言、伤害性语言、尖酸刻薄的语言、气话等,在护理工作中都是禁忌使用的语言。以下是部分服务忌语,护士在临床工作中应禁忌使用。

(1)"把衣服撩起来,别磨磨蹭蹭的。"

(2)"叫你在门口等,没听见啊?"

(3)"你喊什么,着什么急呀,我忙得过来吗?"

(4)"不知道,去问医生!"

(5)"动作快点,怎么这么慢,像你这样,我们忙也忙死了。"

(6)"你烦不烦,又来了。"

(7)"你没长眼睛啦,自己看。"

（8）"有那么难受吗,装的吧?"

（9）"你懂什么,你看得懂吗?"

（10）"你问我,我问谁去。"

（11）"液体都输完了,你怎么也不喊一声呀?"

（12）"打针哪有不痛的,叫啥? 是你的静脉太细,我没办法打。"

（13）"就你事多。"

（14）"真难侍候。"

（15）"不就是打个针,有那么疼吗?"

（16）"你这破血管,真不好扎。"

（17）"刚给你扫完床,怎么又脏了?"

（18）"想喝水,自己去倒。"

（19）"跟你说呢,你怎么回事?"

（20）"我不清楚,问其他人去!"

（21）"你怎么搞的,总是弄不好。"

（22）"刚才不是跟你讲得很清楚吗,怎么又来问?"

（23）"人死都死了,哭有什么用。"

（24）"上面写得很清楚,你自己看!"

（25）"喂,听见没有,到这里来。"

（26）"我还没上班,你等着吧。"

（27）"谁答应你的,你就去找谁!"

（28）"我要下班了,你找别人吧!"

（29）"我忙得很,哪有空帮你!"

第三节　常见护理工作场景礼仪

护理作为医院的窗口行业,其服务质量直接影响着医院的社会效益和经济效益。护士礼仪作为医疗技术服务的附加服务越来越受到患者的关注,成为影响医院在公众中总体形象的关键因素之一,也成为人们选择医院的一大考虑因素。因此每位护士应自觉地将礼仪运用于不同的护理工作场景中。

一、门诊护士的工作礼仪

门诊部是医院面向社会的窗口,门诊服务是患者进入医院的第一站,门诊护士的服务直接影响医院的整体形象。门诊护士应协助医院为患者创造一个整洁、舒适的就医环境。因此,门诊护士应注重对礼仪的培训,养成良好的职业形象和礼仪修养。

(一) 导诊护士的工作礼仪

1. 仪表、体态 导诊护士的仪表要求服饰规范、整洁挺拔;举止大方、端庄稳重;态度和蔼、待人真诚;训练有素、言行得当。导诊护士的体态多采用站立姿势,要求头正、颈直、挺胸、收腹、提臀、眼睛平视,嘴唇微闭,下颌微收,面带微笑或面容平和、自然;双手自然下垂或叠压在下腹部,双脚呈"平行型"或"V字形",给人以积极、主动、亲切、和谐的感觉。

2. 接待热情 当患者来医院门诊时,导诊护士要热情迎接,礼貌地自我介绍并给予适当的帮助:"您好! 我是导诊护士,请问您有什么需要帮助的吗?"遇到行动不便的患者,应立即上前搀扶,必要时用轮椅或推车接送。

3. 指示明确 当患者问路时,导诊护士应热情地为其指示明确方位,要等患者完全明白后才可返回工作岗位;必要时,应将患者送至目的地。指路的手势有横摆式、屈臂式或直臂式,并配以合适的指导用语,如:"您可以从这里走过去,走到顶头左拐就到了。"为患者领路时,身体应侧向患者,侧步行走,体现了对患者的尊重,同时也能观察患者的病情变化。

范例:一位患者来医院求治,导诊护士作了如下询问和指导:

护士:"您好! 我是导诊护士××,您是来看病吗?"

患者:"是的。"

护士:"请问您带病历了没有?"

患者:"没有。"

护士:"呵,那您是第一次来我院看病吧? 请问您哪里不舒服?"

患者:"我最近经常拉肚子,饭也吃不好。"

护士:"呵,那您应该到消化内科看看,我来帮您挂号……(挂号后,将病历及找零的钱交给患者)这是您的挂号凭证和病历。病历要妥善保管,下次来看病时,记得带上它……到消化内科请往里走,右拐,102室。请您走好,再见。"

(二) 门诊护士的工作礼仪

1. 开诊前 开诊前门诊护士应着装整齐、精神饱满;做好各项准备工作,为患者提供清洁、安静、舒适的就医环境。

2. 接诊时 患者前来就诊时,护士应主动迎接:"您好! 这里是内科诊室,请把您的挂号凭证和门诊病历给我好吗?"护士双手接过,并按号码顺序排列;如需患者等待,应礼貌地告诉患者:"您是8号,医生正在为2号患者诊断,请坐下来休息等候,轮到您时,我会呼叫您的。"轮到该患者就诊时,护士应当将其送到医生处,并作介绍:"请坐,这位是肖主任,您哪里不舒服就告诉肖主任,不要紧张,慢慢讲。"同时双手将病历递交给医生(递交时,病历头朝自己,正面向上）。

3. **候诊时**　大多数患者来医院看病不太愿意排队,巴不得一来医生就能给他看病。此时,护士除按先后次序组织就诊外,应随时观察候诊患者的病情,若患者出现病情变化,如高热、急重症、临产妇、呼吸困难、剧痛等,应立即给予提前诊治或送急诊室处理。护理人员可利用候诊时间,给患者进行形式多样的宣传教育:如电视录像、面对面的交流、宣传展板、赠送健康宣传小册子等。对患者的询问应耐心、热情地解答。给候诊患者送上一杯水,说一声"别着急,快轮到您了"等,这些都会使患者感到莫大的安慰。

范例:一老年女性患者,伏在家属怀里,面部潮红、呼吸急促,身体缩成一团。此时门诊护士发现后立即前来询问。

护士:"这位奶奶,您哪儿不舒服?"(手摸额头,有些烫)"您好像在发烧,请稍等,我去拿体温计给您量量体温"(测得体温为 39.7℃,便一面向家属、一面向其他患者打招呼)。"各位病友:这位老奶奶病情比较急,请照顾一下,让老奶奶先看。谢谢大家!"

二、急诊护士的工作礼仪

急诊患者是一个特殊的群体,其突出的特点体现在一个"急"字上,病情急,心情急,患者和家属恐惧不安的心情交织在一起,他们把每一丝希望都倾注在医护人员身上。作为一名优秀的急诊护士,除应具有高度的同情心、责任心、精湛熟练的救护技术、良好的心理和身体素质外,礼仪修养也是非常重要的。

1. **抢救生命为重**　危重患者就诊之后,应迅速展开绿色通道,在第一时间进行各项急救措施,做到稳中求快,忙而不乱,以争取时间抢救生命为第一要务。

2. **用语简单明确,急不失礼**　对急诊患者,急诊护士应积极果断、快速而有序,富有同情关爱之心,如:"您好,您哪不舒服?""您好,您别着急,请您简单谈一下发病的经过。""这位先生,您的液体刚输上,我会随时来看您的,若有什么不舒服请您随时和我联系,呼叫器在这里。"并把呼叫器手柄放在患者随时能够拿到的地方。若患者在抢救室、观察室,你可这样安慰患者:"我就在您身边,我会随时帮助您。""不要紧张,到了医院,我们都会尽力帮助您的,您放心。"在抢救过程中,对一些病情稳定的患者,可以说:"别紧张,您的生命体征已经平稳了,好好配合会更好的。"

3. **随时做好沟通和安慰**　突患急症可使患者和家属的心理处于高度应激状态,此时急诊护士应一边实施紧急抢救,一边与患者进行沟通,了解他们的需求,以精湛的急救技术和良好的沟通技巧来赢得患者和家属的信任。还应注意,在需要实施暴露性操作时,应注意保护好患者的隐私。对一些清醒患者要进行适当的解释、安慰。如:"现在您需要导尿,我给您把裤子解开脱下,我会为您遮挡好,别紧张。"

4. 抓紧时机、果断处理　急诊护士一定要有"时间就是生命"的意识。在救治工作中,应做到判断准确,决策果断,方法正确,措施得力,动作敏捷,言谈到位,同时语气要非常婉转。在争分夺秒的紧急抢救中,平时练就的雷厉风行、果断敏捷和温柔体贴的工作作风,此时就能够发挥非常重要的作用。

5. 团结协作、文明礼貌　急诊救护是一项涉及医疗、护理、化验、放射、挂号、收费、药房及行政等多方面的工作,而这些工作往往是一环扣一环,在涉及多个科室的病情救治时各科医护人员都应紧密配合、团结协作;同事间应文明礼貌,互相理解、相互尊重,共同协作完成急救工作,不要因言语不慎,行为过激而伤害同事感情,以致影响对患者的抢救工作。

6. 给予理解,获得支持　由于患者起病急、病情重,患者家属或朋友没有思想准备,表现出焦虑、坐立不安的心情,担心抢救能否成功,想更多地向医务人员了解病情及抢救情况,甚至想亲眼目睹抢救现场等。护士对家属的这种心情应予以理解,耐心回答他们提出的各种问题;为保证抢救工作的正常秩序,应劝说家属及朋友在急救室门外或家属休息室等待,"我们会及时向你们反馈患者抢救情况",给家属适当的安慰和必要的心理疏导;对家属的过激言行,应充分理解,冷静对待,妥善处理好与患者家属的关系,以获得家属对抢救工作的支持。

三、病区护士的工作礼仪

患者经门诊初步诊断需要住院检查或治疗时,患者和家属的心情是比较复杂的,一是感觉所患疾病一定不轻、后果难料,心情沮丧;一是乍来医院,人生地不熟,恐惧不安。这就要求病区护士必须具备良好的职业道德和礼仪修养,善解人意,礼待患者,使患者能安心住院治疗,树立战胜疾病的信心。

(一) 接待患者入院的工作礼仪

首先,要做到彬彬有礼,落落大方,热情接待,体贴关怀,使患者感受到亲切和温暖,给入院患者留下良好的第一印象。

1. 协助办理入院手续　患者需住院治疗时,护士应礼貌地指导患者或家属持住院证到住院处办理入院手续,如:填写登记表格,缴纳住院押金等。由于患者对医院的制度、环境比较陌生,而且此时心情也比较焦虑,在办理住院手续的过程中可能会表现出不知所措或急躁不耐烦,此时护士一定要耐心、细致地指导患者,一方面要对患者罹患疾病表示同情,另一方面应给予详细指导。切忌因患者对医院制度的不知情而态度冷淡、漠不关心,甚至给患者脸色、厉声斥责患者。

2. 护送患者进入病区　护送患者进入病区时要满腔热情地关心患者,在护送的路上,可边走边与患者及家属进行沟通,一方面了解患者病情和实际困难;一方面主动介绍病房的情况,回答他们提出的各种问题,消除患者的疑虑,使患者尽快适应"角色"转变。对可行走的患者,主动搀扶;对行动不便或病情危重的患者,要用轮椅或平车推送。护送过程中注意保暖,要根据病情安置合适卧位,保证患者安全;勿使输液或输氧中断或出现其他故障。到达病区后,应与病区值班护士就患者的病情、住院手续、物品进行妥善交接,做到善始善终,服务环环相接。

(二)患者进入病区后的工作礼仪

1. 迎接入院患者的礼仪　新入院患者来到病房,护士要起身迎接,微笑相迎,边安排患者坐下,边亲切地予以问候并作自我介绍:"您好,我是值班护士×××,今天由我来接待您,请您先把病历和有关手续交给我。"同时双手接过病历以示尊重。办公室内的其他护士也应抬起头来,面向患者,亲切微笑,点头示意以示欢迎。

2. 向入院患者做介绍的礼仪　值班护士首先向患者简单介绍一下自己和主管医生的情况:"您好,我是您的主管护士,我叫张晴,您叫我小张就行了。有什么需要可随时找我。您的主管医生是××大夫。希望您能积极配合治疗,安心治病,我们会尽全力让您早日康复的。"

再就患者是否有过住院经历、病情及现在的感觉等进行了解,询问是否有需要帮助解决的问题。接着对病区的环境,如护士办公室、医生办公室、卫生间、治疗室、处置室等进行详细介绍。

最后送患者至病房,温和地告诉患者:"这是您的床位,床下有脸盆架、鞋架,床侧有床头柜,床头有呼叫器,有什么需要,可通过它呼叫我们,也可用其他方式向我们反映,我们一定尽快帮助您解决。"

介绍住院有关制度时(作息时间及住院规则等),需注意语气和措词,措词要委婉,尽量多用"请"、"谢谢"、"为了您……"等文明用语,避免使用"不准"、"必须"等命令式的词语。这样,才能使患者在愉悦的心情中接受护士的介绍,逐渐适应患者角色,消除患者的紧张、恐惧心理,使之处于接受治疗的最佳心理状态。另外,入院介绍内容及顺序应结合患者病情及需求而定。

(三)患者住院期间的护理工作礼仪

护理工作中,护士的行为举止直接影响患者的治疗效果,因此,要求护士进行护理活动时必须做到"亲切、轻柔、稳妥、准确、快捷",具体要求如下。

1. 举止自然大方　护士的站、坐、行姿势要规范优美、舒展、轻盈典雅,让患者看了赏心悦目;执行各项护理操作应规范、娴熟快捷、准确到位;面对各种复杂、危机的局面,能够排除一切干扰,始终保持沉着、镇静的神态,从容应对,给患者以安全感和信任感。

2. 言辞亲切温柔　患者刚进病房,有一个适应过程,希望被认可、被重视和被接受。此时,他们特别在意护士对自己的态度,一句亲切的问候能使他们倍感温暖;而一个无意的粗疏,有可能使他们倍感寒心。因此,在查房、治疗时,要先用合适的尊称,道一声亲切的问候;要求患者配合时,先说一个"请"字;得到患者的配合后,别忘说一声"谢谢";与患者交谈时,应面带微笑,看着对方,表示你对他的重视。所以"看"的作用往往大于"说"的效果,当然,"做"的作用更为直接。有时一个亲切的眼神、一杯水、一个搀扶的动作、一个友好的手势,会使患者产生一种亲近、信任和敬重之情,能迅速拉近与患者之间的距离。

3. 技术娴熟、快捷准确　快速及时、安全准确的服务无疑会获得患者的信赖和尊重。因此,护士在临床护理工作中,须做到思维敏捷、动作准确无误。特别是在患者出现危急的情况下,凭借科学的态度和丰富的知识经验,及时发现、准确判断、及时处理,是为患者赢得治疗时间的关键,也是护士职业素质的基本要求。

4. 尽量满足患者的需求　住院期间,每位患者都有不同的需求,护士应在不违反原则的情况下,尽量给予满足。例如,患者住院后,往往急于了解自己的病情和治疗方案,预后怎样等问题。如果此需要得不到满足,就会感到焦虑和恐惧,不利于治疗与康复。作为主管护士应针对患者的具体情况给予健康指导,介绍有关疾病方面的知识,根据患者的发病症状、体征、年龄和身体情况等给予恰当的解释。

(四) 护送患者出院的工作礼仪

1. 出院前的祝辞　患者将要出院,首先应对患者的康复或好转表示祝贺,感谢患者在住院期间对医院工作的支持与配合;其次对医护工作存在的不足、对患者关照不到的地方表示歉意。如有必要,还应表达对患者一如既往的关怀之情,随时为患者提供力所能及的帮助等。

2. 出院时的指导　患者将出院,主管护士要做好出院指导,指导和协助患者办理出院手续,告知出院后如何服药、何时复查、如何控制起居饮食、如何进行康复锻炼和适应出院后的生活,出院后的注意事项等。

3. 出院送别的礼节　患者出院时,主管护士要将患者送到门口或车上,祝贺患者的康复(或好转),嘱其多保重身体等;并向患者和家属行挥手或鞠躬礼道别。忌讳用语:"欢迎光临"、"欢迎再来"。

四、手术室护士的工作礼仪

手术室是医院中一个特殊环境的科室。手术室护士工作性质特殊,地位重要,其任何细微的差错都可能给患者造成伤害。因此,手术室护士必须严格要求自己,养成严谨、认真、细致的工作作风,以最好的精神面貌,最佳的心理状态,最文明的工作态度,确保手术的顺利进行,获得最优质的服务质量和最佳效果。

(一) 手术前的工作礼仪

手术是一种创伤性的治疗手段,对患者会产生极为严重的心理刺激,引起不同程度的心理问题。这就要求护士不仅要协助医生进行手术治疗,而且还要以文明礼貌的言行关心患者、尊重患者,减轻或消除患者因手术引起的焦虑、紧张、恐惧等心理反应,以确保手术的顺利进行。

1. 术前疏导礼仪　患者和家属因对手术的担心以致吃不下、睡不着、心神不定、焦躁不安。术前的这种恐惧心理如得不到缓解,将会影响术中的配合和术后的效果,因此,应给患者做细致的疏导工作。

(1) 亲切交谈,积极沟通　对预期手术患者,手术室护士提前来到病房,用礼仪化的言行、和蔼可亲的态度、科学的医学知识,与患者进行亲切、平等的交谈,了解病史、病情。主动向患者介绍自己:"您是××床××女士(先生、老师、大娘、大爷)吗?我是您手术的配合护士,我叫××,很高兴认识您!"然后了解患者的生活习惯(吸烟史、饮酒史)、社会背景(职业、社会地位等)、性格爱好等;了解患者对手术的认识和态度,有哪些顾虑、要求。通过交流,解答患者提出的问题,掌握患者的心理状态,给予心理疏导、激励和安慰,消除患者的顾虑和不安心理;同时应有针对性地让患者熟悉手术的各项准备及注意事项,使患者有充分的心理准备,能安心地接受手术治疗。注意,不宜向患者机械地宣读术前的各种注意事项,使患者感觉如同接受宣判一般。

(2) 讲究技巧,避免不良刺激　首先,谈话要选择合适的地点和时间,地点要相对安静,时间要考虑患者的进餐和休息,谈话时间不要太长,以免引起患者疲劳。其次,语言应通俗易懂,内容精练,态度谦和,杜绝禁忌用语,避开"癌变"、"死亡"等一类患者忌讳的词语;介绍手术过程不必过详,点到为止,以免增加患者的心理压力。通过交谈,减轻患者的心理压力,积极配合医护人员顺利完成手术。

2. 交接患者的礼仪　术前患者由手术室的护士负责接到手术室。这个过程虽短,但它是病房护理工作向手术室护理工作过渡的重要阶段,手术室护士须以和蔼的态度、亲切的语言及严谨的工作作风,使患者放松心理,获得安全感,更好地配合手术。

(1) 认真核对,避免差错　手术室护士来接患者时,要用礼貌的语言认真仔细地核对患者的科室、床号、姓名、性别、年龄、诊断、手术等,以防接错患者造成医疗事故。如:腹部外科,3床,刘明,男,45岁,工人,胃溃疡。可以这样核对:"您是3床的刘明师傅吧,今天要给您做手术,知道吗?""请问您今年多大年龄,知不知道您今天做的是什么手术?"与此同时,还须核实手术前准备工作是否完成。

(2) 安慰鼓励,减轻压力　术前病房护士及手术室护士虽然都给患者进行了心理疏导,但患者仍会有些紧张、恐惧等心理问题。因此,手术室护士接患者时,态度要温和,语言要亲切,首先向患者问候一声:"您好,昨晚休息得好吗?我来接您去手术室,手术时我会一直陪在您身边,请不要紧张。""给您做手术的医生很有经验,对患者非常负责,您放心好了。"这样能使患者平静地面对手术。

(二) 手术中的工作礼仪

1. 礼待患者,视如亲人　护士对待每一位患者,无论其年龄长幼、地位高低、富贵贫贱、远近亲疏等,都应像对待自己的亲人一样,始终以高度的责任心和使命感,照顾手术患者。如护士推着或扶着患者进入手术间时,可边走边向患者介绍手术间的布局、设备,以缓解患者对手术的恐惧感、神秘感。进入手术间后,应立即扶患者到手术床躺下,注意遮盖,轻柔地帮助患者摆好麻醉体位,并向患者介绍正确体位对手术、麻醉的作用以及预防术后并发症的意义。术中要细心观察患者的各种体态语言,如面部表情、手的动作等。常以亲切、鼓励的语言安慰患者,如"请放心,我就在您身边,随时为您服务"等;主动询问有何不适。手术将要结束时,患者进入麻醉苏醒期,护士来到手术床旁,抚摸患者的面部,凑近患者耳边,小声而亲切地呼唤患者的名字:"××先生(女士、小朋友),您醒醒,手术已经做完了,您感觉怎么样? 伤口痛吧?"促使患者早些苏醒过来。

2. 举止安详,言谈谨慎　手术中,由于麻醉方式不同,患者的心理反应也各不相同。特别是局部麻醉的手术,患者处于清醒状态,对医护人员的言谈、表情、行为举止非常留意,甚至对器械的撞击声都十分敏感。因此,手术过程中,医护人员除认真仔细地进行手术外,还应尽量做到举止安详,出现任何情况都不要大惊小怪,流露出惊讶、惋惜、无可奈何的表情,以免使患者受到不良暗示,造成心理负担;如无特殊必要,尽量少讲话或不讲话,更不要说出"错了"、"糟了"、"血止不住了"等刺激性话语。否则极易导致患者心态失衡而加重心理负担,影响对手术的配合及术后的恢复。

（三）手术后的工作礼仪

手术完毕,要密切观察病情,将患者安全送到病房,并与病房护士做好交接工作,保证护理工作的连续性。

1. 和蔼可亲,告知效果　手术结束,等候的家属和朋友都会十分焦急地前来询问手术情况,护士要充分理解,耐心解释并告之手术结果。

2. 加强交接,鼓励安慰　手术结束,患者送到病房后,手术室护士应立即与病房主管护士作好交接,详细介绍患者的生命体征、目前用药、手术情况、注意事项等;共同做好输液、保温、保持正确体位等工作。然后,以和蔼可亲的态度告知患者和家属,手术顺利,效果良好;表扬患者战胜恐惧、密切配合的精神;鼓励患者继续发扬这种精神,战胜术后疼痛,积极做好术后恢复活动。作为病房护士,对于多数患者术后身体虚弱、刀口疼痛、心绪烦躁的情况,应给予更多谅解与关爱,除用药物及心理暗示法减轻痛苦外,还应给予细心的照顾,鼓励患者进行相应的活动,减少并发症的发生。

3. 严密观察,科学解释术后症状　手术后的患者大都伴有程度不同的不适症状,有些是正常的、不可避免的;有些则是不正常的,或是并发症的前兆。对于前者,要耐心、礼貌地向患者做出科学解释,告诉患者术后不适是暂时现象,让他们认识到术后病情是逐渐好转的,以增强患者的信心。而对后者,则应及时向主管医生反应,以尽早采取治疗措施。

4. 正确指导患者术后活动　术后患者适当的活动对病情康复是很重要的,护士应给予正确指导。对此,护士不仅口头上嘱咐,还要在操作方法上予以示范指导。如鼓励肺部手术后患者多咳嗽、咳痰,保持呼吸道通畅;鼓励骨折术后患者要保持功能位,加强功能锻炼,促进早日愈合等。

第四节　护理操作中的工作礼仪

随着社会的发展,人们对健康需求的增加,法律意识的不断增强,对护理质量也提出了很高的要求。因此,要求护士严格按操作规程及礼仪规范进行护理操作,给患者提供技术服务的同时,还要提供礼貌周到的语言及心理等服务,学会处理操作中出现的各种状况。

护士在护理操作时,应以和蔼的态度、端庄的举止、礼貌的语言,给患者做好操作前的解释、操作中的指导、操作后的嘱咐,以取得患者的配合,尊重患者的知情权,融洽护患关系,提高护理效果。

一、操作前的礼仪

(一) 举止得体

为患者进行护理操作前,应注意保持衣帽整齐,清洁无污;行走轻快敏捷,无声;推治疗车(或持治疗盘)的动作规范、美观;行至病房门口应先轻声敲门,再轻推门而入,并随手把门轻轻带上;走进病房应点头微笑、亲切礼貌地向患者打招呼问好,然后再开始操作前的各项工作。

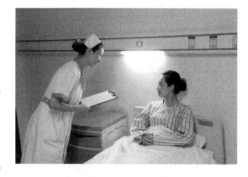

图 7-1　操作前解释礼仪

(二) 言谈礼貌

操作前护士应认真核对患者的床号、姓名、年龄、性别(如使用药物治疗还须核对药物的名称、浓度、剂量、时间、方法等),并应简单介绍本次操作的目的、操作的方法、患者需做的准备、患者在操作中可能出现的感觉,以取得患者的配合。

二、操作中的礼仪

(一) 耐心指导

在操作过程中,对待患者态度要和蔼可亲,表情、言行的表露都必须是发自内心对患者真诚的关怀。操作中注意与患者沟通,耐心地解释操作的方法和意义,随时注意询问患者的感受,给予适当的安慰与鼓励,以消除患者对操作治疗的恐惧感和神秘感,争取得到患者最大限度的理解与合作。

（二）操作娴熟

过硬的基础知识、熟练的操作技术，是作为一个护士最基本的职业要求，也是对患者的尊重与礼貌。因此，在操作中护士要有娴熟的操作技术，动作轻稳，边操作边亲切地指导患者配合，并不时地用安慰性语言以转移患者的注意力，多使用鼓励性语言增强患者的信心。这样既可减轻患者的痛苦，又可降低护理操作的难度，提高护理工作质量和效率。

例如，患者张某，男，62岁，退休工人，患慢性支气管炎、肺气肿，咳痰困难，护士对患者进行排痰指导。

护士："张大爷，您的痰咳不出来，很难受吧？您别着急，我来协助您排痰。您坐好，我先给您拍拍背，这样痰液就容易咳出了；我先做给您看看，您就像我这样（护士做示范动作）先做5～6次深呼吸，然后再深吸一口气后，张开嘴巴，连续咳嗽几次，这样痰就咳到嗓子这儿了，再用力咳嗽，就容易咳出，您试试看……就是这样，您看痰咳出来了吧，把痰吐在痰杯内，好，再来一次。很好，感觉舒服些了吧。"

患者："是的，痰咳出来后感觉舒服多了，就是觉得有点累。"

护士："那您先休息一下，慢慢来就会好很多，过一会我再来帮您排痰。"患者休息一段时间后，"张大爷，我们再来做一次。这次您侧着身子躺着，两腿弓着，就像刚才给您讲的那样，试着再咳一次……好的，您再休息一下，记得要经常换换姿势，才有利于把痰液咳出来。"

患者："谢谢您！"

护士："不客气，看到您好些了，我心里也好受多了，我去工作了，有什么问题请及时叫我。"

三、操作后的礼仪

（一）真诚致谢

护理操作完毕，护士应对患者的配合表示真诚的谢意，应当把患者的配合看作是对护理工作的支持，是对护理人员的尊重与理解。同时也让患者知道，他（她）们的配合更有利于自身健康的恢复。

（二）亲切嘱咐和安慰

护理操作后要根据病情给予患者亲切的嘱咐和安慰，这不仅是出于礼貌，也是护理操作的一项必要的程序。嘱咐是指操作后进行再次核对，询问患者的感受，观察了解预期效果，交代相关的注意事项等；安慰则是对护理操作给患者带来的不适和顾虑给予合理解释和鼓励等。

例如，门诊注射室护士李红为患者小张做青霉素皮试，拔针后可以这样嘱咐与安慰：

"小张,做了皮试后需要观察20分钟后看结果,请你就在这里休息,(手指向座位)不要离开,不要用手触摸进针处皮肤,20分钟后我来看结果,如有什么不舒服请及时告知我,好吗?谢谢您的配合。"

■ 附:常见护理工作场景语言范例

[接待患者入院时的语言范例]

1. ××女士(先生、阿姨、大爷、大娘),您好!请坐,刚才我接到住院处的通知,得知您来我科住院治疗,我们已经为您准备好了病房和床位,我是值班护士×××,请把住院证、医疗卡给我。现在,我带您到病房去。

2. ××女士(先生或其他尊称),您好!我是您的责任护士××,负责您的护理工作。现在我为您介绍一下病区的环境及相关情况。

3. 您的主管医生是××,我们病区的主任是××,护士长是××,一会儿您的主管医生会过来看您的。

4. ××女士(先生或其他尊称),您好!我现在给您测量体温、脉搏、呼吸、血压,请配合一下。请您躺好。您的体温、脉搏、呼吸、血压分别是……谢谢您的配合!

5. ××女士(先生或其他尊称),您好!明天早晨需要您留取小便作检查,这是您的尿标本容器,留标本的时间和方法是……不知您觉得我讲清楚了没有?

6. ××女士(先生或其他尊称),您好!我是内科病区的护士长××,负责内科的护理工作,您有什么需求可以跟我讲,我会尽力帮助解决的。如果您有什么意见和建议尽管说,我们一定会认真听取及改进的。

[为患者进行治疗处置时的语言范例]

1. ×床×号××女士(先生、阿姨、大爷、大娘),您好!现在为您做××治疗,请您配合一下,好吗?

2. ×床×号××女士(先生、阿姨、大爷、大娘),您好!现在我准备给您输液,大约需要6小时,您是否先去一下卫生间?因为针打上去后要上卫生间就不太方便了。

3. 对不起,给您增加痛苦了,我换一个小的针头,再配合我一次,好吗?

4. ××女士(先生或其他尊称),您好!这是治疗您疾病的××药,现在我给您温开水,请服下好吗?

5. 小朋友,你叫什么名字?护士阿姨给你打一针,你就不发烧了,头也不痛了,勇敢点儿好吗?阿姨尽量轻一点儿,你不要害怕,不动就不痛。好了,小朋友真勇敢。

6. ××女士(先生或其他尊称),您好!现在我要为您做××药过敏试验,请问,您以前用过这种药吗?有没有对什么药物过敏的情况?请把您的手臂伸出来,我在您的手臂上注入一点试敏液,就像蚊子叮一下的感觉,看您是否对这个药有过敏的情况,请配合一下好吗?请您现在不要离开病房,如有什么不舒适的情况请一定告诉我。

7. ××女士(先生或其他尊称),您好!为保持您的皮肤完整无损,预防并发症,现在给你按摩一下皮肤,翻一下身体,好吗?

[交接班时的语言范例]

1. ××女士(先生、阿姨、大爷、大娘),您好!昨晚休息得好吗?您的刀口还痛吗?感觉怎么样?请让我看看您的刀口敷料以及引流管。

2. ××女士(先生或其他尊称),您好!请不要紧张,我马上找来医生给您进行处理。

3. ××女士(先生或其他尊称),您好!昨晚休息得好吗?感觉怎么样?您排气了吗?请让我摸摸您的肚子,您需要下床活动以促进肠蠕动,尽快排气。

[巡视病房时的语言范例]

1. ××女士(先生或其他尊称),您好!昨晚休息得好吗?感觉怎么样?您的刀口敷料湿了,请不要着急,我马上找医生来给您处理。

2. ××女士(先生或其他尊称),您好!我是护士×××,今晚我值班,现在过来看看您。感觉还好吧?晚上如有什么事,请到护士站找我或按呼叫器呼我,我也会随时来巡视的,请您好好休息。

[接待探视人员时的语言范例]

1. ××女士(先生、阿姨、大爷、大娘),您好!请问您找哪位?您要看望的患者在×病房×床(同时告知患者所在的位置)。

2. ××女士(先生或其他尊称),您好!探视时间已过,患者需要休息了,请下次再来看望患者,好吗?谢谢您的合作!

3. ××女士(先生或其他尊称),您好!患者现在不需要陪护了,请您放心,我们会照顾好他(她)的。

4. ××患者家属,您好!患者现在病情很重,需要绝对卧床休息,以防意外,身边需要陪护,请您妥善安排好陪护,谢谢您的配合!

[病房管理时的语言范例]

1. ××女士(先生、阿姨、大爷、大娘),您好!对不起,患者需要休息,请您说话声音小点儿,好吗?

2. ××女士(先生或其他尊称),您好!为了保证您的治疗和安全,请您在住院期间不要外出,谢谢您的合作!

3. ××女士(先生或其他尊称),您好!对不起,为了保持病房整洁,请您将××物品放在××处,谢谢您的合作!

4. ××女士(先生或其他尊称),您好!对不起,为了使患者早日恢复健康,需要保持病房空气新鲜,请不要在病区内吸烟,好吗?谢谢您的合作!

5. ××女士(先生或其他尊称),您好!对不起,为保证用电安全,确保患者生命安全,请不要在病区内使用家用电器,谢谢您的合作!

6. ××女士(先生),您好!对不起,为保证您的用药安全,请将您的食物、药品和物品分开放置,谢谢您的合作!

7. ××女士(先生),您好!这里是监护室,为了不影响医疗仪器的正常工作和患者的监测结果,请您不要在这里打手机,谢谢您的合作!

8. ××女士(先生),您好!对不起,这是检查室,患者正在检查,需要安静,请您说话声音小一点儿,好吗?谢谢您的合作!

[产房护理时的语言范例]

1. ××女士,您好!我是护士××,请换好拖鞋,我送您到待产室,请您不要紧张,我会一直陪在您身边的。

2. ××女士,您好!我是助产士××,请把病历给我,我现在为您做产前检查,请放松,配合一下好吗?

3. ××女士,您好!我现在为您做B超检查,请躺好,请放松。好,检查做完了,一切正常,请您放心。

4. ××女士,您好!我是助产士××,为了使您的孩子顺利出生,请您做好前期准备,您需要去一下卫生间吗?请您一定要配合我,按我的指导来做,好吗?

5. ××女士,您好!您当妈妈了!恭喜您生了一个胖小子。孩子一切正常,您要好好休息。

6. ××女士,您好!您还需要留在分娩室观察一会儿,如果您有什么不适请及时告诉我。

7. ××女士,您好!我现在送您回病房休息。稍后我会告诉您给孩子喂奶的时间的。

[患者回到ICU后的语言范例]

1. ××女士(先生、阿姨、大爷、大娘),您好!我是ICU的护士××,为防止交叉感染,减少人员流动,患者住在ICU期间,不需要家属陪护。请您放心,我们会照顾好他(她)的,请留一位亲属在ICU休息室等候,有事我会通过呼叫器与家属取得联系的。

2. ××女士(先生、阿姨、大爷、大娘),您好!您已从手术室转至监护病房,请放心,我们会细心照顾您的。您如果有什么要求,请告诉我,好吗?

3. ××女士(先生或其他尊称),您好!我是护士××,现在感觉怎么样?为了防止您皮肤受压破损,我来给你翻一下身,好吗?

4. ××女士(先生或其他尊称),您好!您是患者××的亲属吗?我是他的主管护士,现在患者的病情很重,我们正在全力抢救,请您和其他家属不要离开休息室,我们会随时会与你们联系的。

[接送手术患者时的语言范例]

1. ××女士(先生、阿姨、大爷、大娘),您好! 我是手术室护士××,明天大夫给您做手术。我现在来看一下您,您有什么需求需要我帮您解决吗? 明天手术时我会一直陪在您身边,请不要紧张,今晚一定好好休息。

2. ××女士(先生或其他尊称),您好! 请问您叫什么名字? 现在我送您去手术室,好吗? 您有什么需求请告诉我。我会陪在您身边,请不要紧张。

3. ××女士(先生或其他尊称),您好! 请不要太紧张,手术时我会一直守候在您身边的,请您放心。

[患者出院时的语言范例]

1. ××女士(先生、阿姨、大爷、大娘),您好! 您的身体已康复,明天就可出院了。请您或您的亲属明天上午×时到护士站,我会为您打印出住院费用清单,请您确认无误后在清单上签字,然后去住院结算处办理出院手续,谢谢合作!

2. ××女士(先生或其他尊称),您好! 这是出院指导卡,您可以按照"出院指导卡"上的指导进行服药及生活。出院后活动要适量,饮食要规律……出院后,您如果有什么问题请随时打电话咨询,我会为您解答,非常感谢您在住院期间对我们工作的支持。

3. ××女士(先生或其他尊称),您好! 为了改进我们的服务,请您多提宝贵意见。

4. ××女士(先生或其他尊称),您好! 您提的意见很好,我们一定会认真改进的。非常感谢您对我们工作的理解与支持!

5. ××女士(先生或其他尊称),您好! 请您慢走,请多保重,祝您身体健康! 再见!

■ 训练活动一:患者入院工作礼仪训练

1. 活动情境

(1)案例资料:张某,女,16岁,因急性胃肠炎入院治疗,在母亲的陪同下急诊入院。在急诊科检查后,急诊科护士电话通知住院处,住院处通知内科病房。患者及家属来到内科病房;护士接待,安排患者入院。

(2)情境设定:王护士是张某的责任护士,接电话后按相关护理礼仪进行接待,向患者及其家属进行自我介绍,引导患者进入病房,将新入院患者介绍给同病房的患者,并为其作入院介绍和保健指导,礼貌结束第一次沟通。

(3)目的:通过角色扮演,体会不同社会角色的心理和情感,掌握工作中的电话礼仪和介绍礼仪。熟悉接待新入院患者的礼仪与沟通,帮助患者尽快适应医院环境。

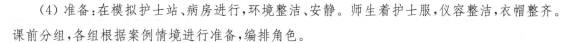

（4）准备：在模拟护士站、病房进行，环境整洁、安静。师生着护士服，仪容整洁，衣帽整齐。课前分组，各组根据案例情境进行准备，编排角色。

2. 训练流程

（1）教师对分组练习讲解内容要领和注意事项，提出要求，重点练习。

接听电话礼仪：电话铃响三声左右拿起话筒接听，主动问候，自报家门："你好，这里是内一病区，我是值班护士×××。请问，有什么事情需要我帮助吗？"认真接听并作记录，礼貌告别，结束通话；及时安排工作，做好准备，迎接患者入院。

迎接患者，自我介绍礼仪：患者及家属到来时起身站立迎接，接过病历，礼貌称呼并问候，进行自我介绍，带入病房，为同病房患者介绍。

（2）分组训练：以小组为单位，组长负责，学生分别扮演护士或患者、家属，进行练习，教师巡回指导。

（3）每一组推荐同学在全班展演，师生共同对其进行评价。

3. 效果评价

（1）礼仪技能评价：标准见护士言谈礼仪评价表。

（2）团队意识评价：小组之间配合是否协调，小组内部成员是否积极参与；是否表现出团队协作意识和团队精神。

训练活动二：口腔护理操作礼仪训练

1. **活动情景**　给一位高热患者进行口腔护理操作，需要护士按照护理操作礼仪要求对患者进行操作前的解释、操作中的指导及操作后的嘱咐，以顺利完成口腔护理操作。

2. 训练流程

1）教师讲解　教师对训练内容进行讲解，提出要求。教师巡回指导。

2）分组训练　组织学生分组进行角色扮演，每2人为一组，分别轮流扮演护士和患者。情景练习内容及要求：

（1）操作前解释　包括护士在操作前向患者了解病情、对患者进行核对、介绍本次操作的目的、操作的方法、操作中应注意的事项等，以取得患者的配合。

（2）操作中的指导　边操作边亲切地指导患者配合，随时询问患者的感受，给予适当的安慰与鼓励。

（3）操作后嘱咐　询问患者的感受，观察了解预期效果，交代相关的注意事项等。

3. **效果评价**　分组练习结束后，由学生推荐两组进行演示，集体评价，老师指出优点和不足。

护士言谈礼仪评价表

考核者姓名：					
项 目	评 分 要 点	分值	自评	小组评	实得分
语言技巧	语言规范；话题选择得当；巧妙提问；态势语言运用恰当；善于倾听	20			
电话礼仪	正确选择通话时间；文明通话；通话内容简明扼要、语速音调适中；代接电话、手机电话符合礼仪要求	20			
场景礼仪	语言流畅礼貌、与工作场景相符、介绍清楚，态度亲切热情 ① 门诊护士热情接待患者；合理安排候诊 ② 急诊护士忙而不乱、急不失礼，善于安慰 ③ 病区护士热情接待患者；住院期间对患者言辞亲切温柔；出院时对患者的指导陈述简单明了 ④ 手术室护士术前善于疏导和安慰患者；术中礼待患者、言谈谨慎；术后鼓励安慰，正确指导	30			
操作礼仪	操作前举止得体、言谈礼貌；操作中态度和蔼，及时沟通，正确指导，技术娴熟；操作后诚恳致谢，亲切嘱咐和安慰	30			
总评分及教师评价：					

练　习　题

一、选择题

1. 护士语言得体、文明，能优化护患关系，你认为下面哪种情况没有做到语言得体、文明
（　　）

A．用床号称呼患者　　　　　　　　　B．护理时使用商量的口吻

C．对不配合的患者耐心引导　　　　　D．所有患者一视同仁

2. 下列关于自我介绍的分寸的说法中，哪种不正确（　　）

A．自我介绍的内容应当真实而准确

B．自我介绍的态度应当大方、亲切、和善

C．在自我介绍时，应当全面具体地介绍个人的基本情况，使对方很好地了解自己

D．自我介绍时若同时递交名片，可以加深对方对自己的印象

3. 古语云"愚者善说，智者善听"，这其实是指言谈技巧中的哪一种（　　）

A．双向共感　　　　　　　　　　　　B．神态专注

C．措辞委婉　　　　　　　　　　　　D．礼让对方

4. 护士在交谈时，要注意语言的准确性，下面哪种没有注意语言的准确性（　　）

A．发音准确　　　　B．语速适度　　　　C．内容简明　　　　D．常使用土语

5. 俗话说，"话不投机半句多"，你认为这是交谈中没有把握好下列哪一项主题（　　）

A．既定的主题　　　　B．时尚的主题　　　　C．轻松的主题　　　　D．擅长的主题

6. 护士得体的仪容应在下列哪种程序中保持（　　）

A．操作前　　　　　　　　　　　　　B．操作中

C．操作后　　　　　　　　　　　　　D．操作前、操作中和操作后

7. 急诊护士在面对家属过激的语言时，最不应当采取的做法是（　　）

A．冷静对待　　　　　　　　　　　　B．站在对方角度为其考虑

C．完全不予理睬　　　　　　　　　　D．随时向他们交代病情的变化

8. 护士在面临患者的生理缺陷和隐私时，应尤其注意语言的哪一项原则（　　）

A．语言的得体、文明原则　　　　　　B．语言的准确规范原则

C．语言的保密性原则　　　　　　　　D．语言的双向互感原则

9. 与患者进行沟通交流的实质是一种合作，这要求护士在交谈中注意（　　）

A．只从护士的工作角度出发　　　　　B．忽视患者的反应

C．注重双向交流　　　　　　　　　　D．对妄自尊大的患者可以不必理睬

10. 措辞委婉是交流的技巧之一,下面哪种不属于措辞委婉的范畴(　　)

　　A. 运用婉转的口气　　　　　　　　B. 间接提示

　　C. 转移话题　　　　　　　　　　　D. 直接询问

二、判断题

1. 使用文明、礼貌的语言,是言谈礼仪的最基本要求。(　　)

2. 倾听时要与对方保持适当的距离,以 0.5 米左右较好。(　　)

3. 一般情况下,每次拨打电话的时间应限定在 3 分钟以内。(　　)

4. 急诊护士对急诊患者的处理应做到急而不乱,随时做好沟通和安慰。(　　)

三、问答题

1. 言谈礼仪的概念是什么?护理工作中的言谈礼仪有哪些?如何合理运用?

2. 门诊护士接诊时应注意哪些方面的礼仪?怎样对手术患者进行术前疏导?

3. 护士在进行护理操作时有哪些礼仪要求?

（宋保兰　王银燕）

第八章　护士涉外礼仪

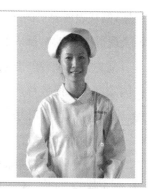

近年来，我国与世界各国在政治、经济、文化、教育、科技、体育等方面的交往越来越多。护士对外交往也日益频繁，迫切需要护理人员学习、掌握一定的涉外礼仪常识，以适应涉外护理事业发展的需要。

涉外礼仪是指在对外交往中，对外宾表示尊重友好的各种行为准则或规范。在对外交往中，一个人不论其职位高低，他所代表的不仅仅是个人，而且还代表着所在单位乃至整个国家的形象。因此，与外宾交往的一言一行、一举一动，都应符合涉外礼仪规范，以更好地维护国家的尊严以及个人和单位的声誉，促进中外关系友好发展。

第一节　涉外交往中的礼仪通则和礼仪规范

涉外工作的政治性、政策性都极强，任何单位和个人在国际交往涉外活动中，都要遵循国际礼仪通则及礼仪规范，以维护个人形象、集体形象及国家形象。

一、涉外交往中的礼仪通则

（一）维护形象

在国际交往之中，人们普遍对交往对象的个人形象倍加关注，并且都十分重视遵照规范的、得体的方式塑造、维护自己的个人形象。特别是要注意维护自己在正式场合留给初次见面的外国友人的第一印象。个人形象在构成上主要包括仪容、表情、举止、服饰、谈吐、待人接物六个方面，即个人形象六要素。个人形象在国际交往中之所以深受人们的重视是因为：①个人形象真实地体现一个人的教养和品位。②个人形象客观地反映了一个人的精神风貌和生活态度。③个人形象如实地展示了一个人对交往对象的重视程度;重视个人形象,既是自重的表现,也是尊重他人的需要。④个人形象往往代表着所在国家、民族的形象。

(二) 不卑不亢

不卑不亢是涉外礼仪的一项基本原则。它是指在涉外交往中,应该意识到自己在外国人的眼里,既代表着自己的国家和民族,也代表着自己所在的单位。因此,其言行应当从容得体,既不应该表现得畏惧自卑、低三下四,也不能表现得自大狂傲、放肆嚣张,这是关系到国格、人格的大问题。

周恩来总理曾经要求我国的涉外人员"在任何复杂艰险的情况下,对祖国赤胆忠心,为维护国家利益和民族尊严,甚至不惜牺牲个人一切。"因此我们在涉外交往中必须做到:"忠于祖国,维护尊严,取长补短,一视同仁",以维护国家的利益和尊严,体现中国人民的气概。

(三) 求同存异

求同,就是遵守国际礼仪的惯例,遵守礼仪的"共性";存异,就是对他国的礼俗不可一概否定,即忽略"个性"。在涉外交往中,应遵循的"求同存异"原则是:在主要采用本国礼仪(即"以我为主")的同时,适当地采用交往对象所在国现行的礼仪(即"兼顾他方"),双方更要认真遵守国际通行的礼仪惯例(即"求同存异")。

(四) 入境随俗

"入境随俗"是指在涉外交往中,要真正做到尊重交往对象,首先就必须尊重对方所独有的风俗习惯。世界上的各个国家、地区,各个民族,在其历史发展的具体进程中,形成各自的宗教、文化、风俗,并且存在着不同程度的差异。在涉外交往中注意尊重外国友人所特有的习俗,不仅容易增进双方之间的理解和沟通,还能更好地向外国友人表达我方的亲善友好之意。

(五) 信守约定

在现代社会里,信誉就是效率,就是形象,就是生命。在一切正式的国际交往之中,都必须认真而严格地遵守自己的所有承诺。在人际交往中,许诺必须谨慎。对于已经作出的约定,务必要认真地加以遵守,万一由于难以抗拒的因素,致使单方面失约,需要尽早向有关各方进行通报,如实地解释,并且还要郑重其事向对方致以歉意,并且按照规定和惯例,主动地负担因此而给对方所造成的损失。

(六) 热情有度

在与外国友人交往中,不仅要待人友好、热情,更为重要的是,要把握好热情友好的分寸,否则就会事与愿违,过犹不及。主要是掌握好"关心有度"、"批评有度"、"距离有度"和"举止有度"。一切都以不影响对方、不干涉对方为限。

(七) 不必过谦

在国际交往中涉及自我评价时,虽然不应该自吹自擂、自我标榜,一味地抬高自己,但是也绝对没有必要妄自菲薄、自我贬低、自轻自贱，过度地对外国人谦虚、客套。

（八）不宜先为

"不宜先为"的基本要求是，在涉外交往中，面对自己一时难以应付、举棋不定，或者不知道到底怎样作才好的情况时，最明智的做法是尽量不要急于采取行动，尤其是不宜急于抢先，冒昧行事，免得出丑露怯。也就是讲，若有可能的话，面对这种情况时，不妨先是按兵不动，最好先是观察一些其他人的正确作法，然后加以模仿，或是同当时的绝大多数在场者在行动上保持一致。

（九）尊重隐私

在涉外交往中，务必要严格遵守"尊重隐私"这一涉外礼仪的主要原则。一般而论，在国际交往中，应避免涉及下列八个方面的私人问题，亦称"个人隐私八不问"。包括：收入支出、年龄大小、恋爱婚姻、健康状况、家庭住址、个人经历、信仰政见及所忙何事。要尊重外国友人的个人隐私权，首先就必须自觉地避免在对方交谈时主动涉及这八个方面的问题。

（十）女士优先

所谓"女士优先"，是国际社会公认的一条重要的礼仪原则，它主要适用于成年异性之间进行的社交活动。"女士优先"的含意是，在一切社交场合，每一名成年男子都有义务主动自觉地以自己实际行动，去尊重妇女、照顾妇女、体谅妇女、关心妇女、保护妇女，对所有的妇女都一视同仁，并且还要想方设法，尽心竭力地去为妇女排忧解难。倘若因为男士的不慎而使妇女陷于尴尬、困难的处境，便意味着男士的失礼。

（十一）以右为尊

正式的国际交往中，依照国际惯例，将多人进行并排排列时，最基本的规则是"以右为尊"。大到政治磋商、商务往来、文化交流，小到私人接触、社交应酬，但凡有必要确定并排列具体位置的主次尊卑时，"以右为尊"都是普遍适用的。具体地说，并排站立、行走、就座时，主人主动居左，请客人居右；男士居左，女士居右；晚辈居左，长辈居右；未婚者居左，已婚者居右；职位低者居左，职位高者居右。

（十二）爱护环境

在涉外交往中，"爱护环境"不仅要在意识上加以重视，更要有实际行动。要注意遵守不毁损自然环境、不虐待动物、不损坏公物、不随地吐痰、不随意吸烟等公德。做到爱护环境才能得到他人的尊重与接纳。

二、涉外交往中的礼仪规范

（一）个人礼仪

1. 着装礼仪　在公共场合接待外宾时，女士的最佳衣着为外穿单色的西服套装，内穿白色衬衫，脚穿肉色长筒丝袜和黑色高跟皮鞋。有时，也可以穿着单色的连衣裙，尽量不要选择以长裤为下装的套装。在社交场合,可以着时装、礼服或具有民族特色的服装。

2. **基本礼仪** 接待外宾的态度应彬彬有礼,端庄大方,不卑不亢。要尊重外宾的生活习惯,对他们的服饰、外貌不要品头论足,更不能嬉笑视之,露出异样表情。参加外事活动,必须严守时间,不宜提前或早退,如因故不能出席,要提前通知主办单位。陪同外宾访问时,要注意自己的身份。陪同人员应清楚自己的陪同位置,主陪人员不要走在后面,非主陪人员不要抢在前面,如有女宾应让女宾先行,乘车、上楼亦如此,以示尊重和照顾女士。走路、入座、乘车应尽量让外宾在自己的右侧,以示尊重。陪同外宾时坐立姿势尤其要端正。坐时不能仰靠椅子扶手或把裤管撩起,两腿不要做有节奏的晃动。女士不要分开两腿,站立时身子不要斜靠在墙上或柱子上。

3. **禁忌** 在外宾面前不要做如下动作:剔牙齿、抠鼻孔、揩鼻涕、挖耳朵、擦眼睛、修指甲、搓泥垢或搔痒、脱鞋、撸袖子、打饱嗝、伸懒腰、打呵欠、哼小调。打喷嚏时,要用手捂住口、鼻,脸偏向一方。

(二) 接待礼仪

1. **迎送礼仪** 在涉外交往中,在面对来自多个国家和地区的多位外宾时,不管国家大小,强弱贫富,都应予以同等尊重,平等相待。礼宾排序通常有以下 3 种方法:其一,是按外宾的身份与职务的高低顺序排列;其二,是按照参加国国名的字母顺序排列;其三,是按派遣国通知代表团组成的日期顺序排列。

迎接外宾,要依据具体情况确定好接待规格。具体迎送方式、规格,要根据当时的政治气候和外宾的身份、地位等情况而定。接待人员对接待过程中的礼节规格应该有清楚的了解,诸如国旗的悬挂,接待室的布置,仪式中的礼节性、技术性问题,座次的安排、出席人员、合影留念等细节都不可疏漏,要自始至终依礼而行。

2. **餐饮礼仪**

1) **宴请礼仪** 以宴请方式款待外宾,是涉外交往中经常进行的活动。举行宴请的规格,要根据政治气候、宾客身份、贵宾所属国文化传统及民族习惯而定。宴请前应做好各种准备工作,宴会前发请柬,交换讲话稿,安排好迎送,考虑如何照料、陪伴译员等问题,确定服务规格,确定餐具、酒水和菜肴道数。

2) **西餐礼仪** 招待外宾或参加涉外活动,如果食用西餐,应对西餐礼节有足够的了解,如座位的排序、餐具的使用、西餐的吃法、咖啡的饮用等都应熟悉。

(1) **座位的排序** 西餐桌次的高低依距主桌远近而定,以近为高,远为低;当距离相同时,以右为高,左为低,桌数多时应摆放桌次牌。吃西餐均用长桌,客人席位的高低,依距主人座位远近而定。西方是以女主人座位为准,男女交叉,主宾坐在女主人右上方,主宾夫人坐在男主人的右上方(图 8-1)。

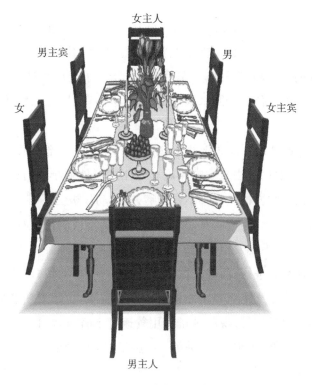

图 8 - 1　座位的排序

（2）**餐具的使用**　西餐餐具有刀、叉、匙、盘、杯等，应按要求摆放（图 8 - 2）。吃不同的菜，要用不同的刀叉，饮不同的酒，要用不同的酒杯。吃西餐应右手持刀，左手握叉。先用刀将食物切成小块，再用叉送入嘴里。正餐中刀叉的数目与上菜的道数相等，并按上菜顺序由外至内排列，刀口向内。取用刀、叉时也应按照由外而内的顺序，吃一道菜，换一套刀叉。

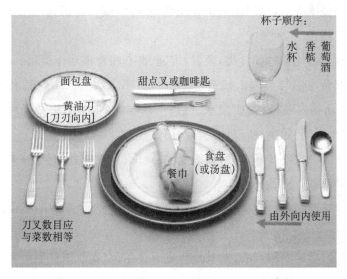

图 8 - 2　餐具摆放

（3）西餐的吃法　面包应在上汤后食用，可用手撕下一块，用刀涂上奶油或果酱。喝汤必须借助汤匙，不能发出啜食声音，也不能端起汤盘喝。吃鱼、肉、鸡时，应用刀切开，以叉取食，用手去撕扯是很失礼的。鱼刺、鸡骨应用左手掩口吐于叉子上放置盘中，用手剔鱼刺、鸡骨，或吐于桌上是不礼貌的。吃其他食物及水果也要用刀叉，不宜用手去拿，更不要用手去为别人拿取食物。

（4）咖啡礼仪　饮咖啡是一种文化，必须注重礼节。饮时可饮清咖啡，也可加入牛奶、糖。取用方糖需用方糖夹，不要用手去拿。咖啡匙是专用来搅拌咖啡的，饮用时应将其取出，不能用咖啡匙一匙一匙地舀着喝。饮热咖啡不要用嘴去吹，动作极为不雅。饮咖啡时，用右手拿着咖啡杯的杯身，左手轻托杯盘，慢慢将杯移近嘴边轻啜。不可满把握杯大口吞咽，也不要俯首就杯而饮。喝咖啡时，一定不要发出声响。饮咖啡吃点心时，不要一手拿着点心，一手端着咖啡杯，吃一口、喝一口地交替进行，而应在饮咖啡后放下咖啡杯，才可吃点心。

（5）餐饮礼节　进餐时身体不要紧靠椅背或紧贴餐桌，也不要将胳膊放在桌子上。进餐中，不能随意脱下上衣、松开领带、挽起袖子。用餐速度不宜过快，饮酒时不要一口而尽，不应站起身来取菜。不要边吸烟、边讲话、边进餐。手脏了，不要乱擦拭，更不要用嘴吮吸手指。

3）西方餐饮习俗

英国：英国人早上起床有先喝茶的习惯，以去睡意，午后也讲究喝"午后茶"；饮食注重质量，要求清淡、鲜嫩。

法国：法国是名酒白兰地、香槟的故乡，法国人有"饮酒冠军"的美称。他们喝酒特别讲究，吃肉类家禽时，喝舍利酒、麦台酒；吃野味时，喝白兰地酒；喝汤，配葡萄酒；吃水果点心，喝甜酒。

德国：德国人最爱喝啤酒，慕尼黑是世界闻名的"啤酒城"；德国人不爱吃鱼、虾、海味，不喜欢吃辛辣食品，忌食核桃。

意大利：意大利人喜吃各种面食类，葱卷、馄饨、通心粉常被当作菜用。

美国：美国人饮食习惯与英国人接近，讲究质量、不求数量。不吃蒜和酸辣食品，不吃清蒸、红烧食品，忌食动物内脏；喜喝矿泉水、可口可乐等饮料，平时把威士忌、白兰地等酒当茶喝。由于美国人注重时间、效率，所以他们喜欢用快餐。

俄罗斯：俄罗斯人喜欢吃酸味食品，如酸奶、酸黄瓜；食物咸且油腻；喜欢喝烈性酒，伏特加是他们最喜欢的烈性酒之一。

波兰：波兰人口味清淡，但不吃清蒸食品，不吃虾和海味，对酸辣油腻食品敬而远之，忌吃动物内脏。

匈牙利：匈牙利人喜欢吃甜点心，尤其是巧克力食品；喜欢油腻且甜而微辣的食品。

日本：日本人对各种海味格外青睐，尤其是生蛎肉、生鱼片。喜欢吃泡菜及用酱、蔬菜、豆腐等制成的"大酱汤"。注重茶道、茶礼。

（三）涉外交往的馈赠常识

由于文化上的差异,世界各国在馈赠礼品方面的礼仪各不相同。掌握好这些赠礼常识,才能更好地进行交往活动。

1. **亚洲国家的馈赠常识**　亚洲国家彼此之间虽然在社会、民族、宗教等方面有较大的差异性,但却在馈赠方面有很多相似之处。

（1）形式重于内容　亚洲国家人士来说,名牌商品或具有民族特色的手工艺品是上好的礼品,至于礼品的实用性,则屈居知识性和艺术性之后。尤其是日本人和阿拉伯人,非常重视礼品的牌子和外在形式。

（2）崇尚礼尚往来　在亚洲,人们都认为来而不往是有失礼节的。因此,一般人都倾向于先送礼品与他人,在回礼时则更加注重礼品的内在价值、外在包装,以表现自己的慷慨和恭敬。

（3）讲究馈赠对象　亚洲人十分注意选择和馈赠礼品的对象。一般说来,无论给老人和孩子送什么礼品,他们都乐于接受。但如果是送他人妻子礼品,则需考虑交往双方的关系及对方的忌讳,如阿拉伯人最忌讳别人给自己的妻子赠送礼品,他会认为这是对其隐私的侵犯和对其人格的侮辱。

（4）忌讳较多　不同国家对礼品数字、颜色、图案等有不同的忌讳,如日本、朝鲜等对"4"有忌讳,把"4"视为预示厄运的数字;朝鲜人对3、5、7、9等奇数颇为青睐;日本人不喜欢9,忌讳狐狸和獾等图案;阿拉伯人忌讳动物图案,特别是有猪等动物图案的物品,同时也不能把酒作为礼品。

2. **欧美国家的馈赠常识**　西方国家与东方国家不同,在礼品的选择喜好等方面没有太多讲究,主要有以下几个特点。

（1）实用的内容加漂亮的形式　西方人的礼品更倾向于实用,一束鲜花、一瓶好酒、一盒巧克力,甚至被邀一同游览、参观等,都会被认为是上佳礼品。对德国友人,礼貌是至关重要的,因此赠送礼品,包装要讲究精美。英国人同大多数欧洲人一样喜欢高级巧克力、名酒和鲜花。

（2）共享礼品带来的欢乐　西方人馈赠礼品时,通常受赠人应当着赠礼人的面打开包装并在表达赞美之后,邀请赠礼人一同欣赏或享受礼品。

（3）讲究赠礼时机　通常情况下,西方人赠礼常在社交活动将要结束时,即在社交已有成果时方才赠送礼品,以避免有行、受贿之嫌。

（4）忌讳较少　除忌讳"13"和"星期五"这两个灾难之数和葬礼等一些特殊场合外,大多数西方国家在礼品上的忌讳较少。

第二节 涉外护理工作中的礼仪

随着对外交往的增加,来医院就医的外宾越来越多,这就对涉外病房护士提出了更高的标准与要求。涉外病房的礼仪在整个诊疗护理过程中具有重要作用,诚恳、谦恭、和善,举止有度,不卑不亢,彬彬有礼才能赢得外宾的尊敬和信任。在涉外护理工作中,应注意以下礼仪。

一、穿着的礼仪

涉外病房护士穿着任何工作服装应做到清洁、整齐、挺直。上衣应熨平整,下装熨出裤线,衣领、袖口要干净,要扣好领扣、领钩,袖口、裤筒不要卷起,护士鞋应上油擦亮,夏天不可光脚穿凉鞋,穿袜子时,袜口不要露在衣、裙之外。

二、入院接待礼仪

当接到外籍患者住院的通知时,责任护士在病区门口迎候是不可忽略的礼节,这样易使患者及亲属在抵达病房之初即心情愉快。对来者送上一个他所熟悉的问候,会令外宾倍感亲切,使其对将开始的医疗活动有一个好的印象,这不仅体现了对患者及其本国文化的尊重,而且有助于患者建立起对医院良好的信任。

三、致意礼仪

世界各民族由于长期以来不同习惯及宗教信仰,其致意的礼仪也是多种多样。其中,较多的礼仪有握手礼、注目礼、点头礼、合掌礼、鞠躬礼、接吻礼、拥抱礼、脱帽礼、作揖礼、叩首礼等。

四、称谓礼仪

1. 通称 国际上不论年龄长幼,成年男子称先生;对未婚女子称小姐,对已婚女子称夫人、太太或女士;对不了解婚姻状况的女子也泛称小姐或女士。在西方,女士们普遍希望比实际年龄小的称谓。

2. 职衔称 对教授、医生、法官、律师等具有明确职衔者,称呼为其姓氏加上职务,如某教授、某医生,某法官先生。对军人、警察等,一般称呼为军(警)衔加先生,如少校先生、警官先生。

3. 习惯称 对来自君主国家的贵宾,则按其国家的习惯称呼。如某国王(王后)、某国王殿下、某公主、某王子殿下;对有爵位称号的,可称其爵位。

五、非语言沟通技巧

护士与外籍患者沟通时要消除语言障碍,常常会用到肢体语言、触摸等。肢体语言,如手势、姿势、身体运动、面部表情和眼睛运动等对促进交流很有帮助。触摸,如握手、搀扶可使患者感到护士对其的关怀,让患者有安全感。

六、病房鲜花的摆设

在外宾病房摆放鲜花,是热情友好的表示,但应注意不同国家和民族对花的含义的不同理解。例如:黄菊在西方的寓意代表死亡;在日本一般人不能摆放菊花,因为菊花是日本王室专用花卉。对英国患者,不要摆放百合花,这对他们来讲这意味着死亡。我国讲究送人鲜花以双数表达好事成双,在西方则讲究单数送人,求婚和葬礼送花都用单数,只有"13"被视作"凶兆"是例外的。

七、注重不同种族的生理特征差异

涉外护理操作中,护士要根据不同种族的生理特征差异掌握操作特点,如给黑种人做皮试不易看清,操作时要在皮试区的皮肤上做明显标记,以便观察;白种人血液黏稠度高,输液时尽量不用下肢静脉,以防止血栓的形成。

八、对待外国小患者注重人格平等

在涉外护理中,对待外国小患者,护士应蹲下来,眼睛平视与其交流,让小患者感受到护士阿姨对他的重视和愿意与他交流的态度。在做护理操作时,要适当向他说明并征得同意,比如说:"卡尔,你该打针了,可以现在打吗?"对他表示亲近之前也要得到他本人同意。在中国,大人们看到可爱的小孩摸摸小脸蛋,抱过来逗一逗,通常认为是对小孩喜爱的举动,但对西方小患者,也许会被认为是侵权而遭到拒绝。如果孩子很小,则要得到其监护人的同意。

九、尊重患者的宗教信仰

1. 不同的宗教节日　在护理工作中,了解不同宗教信仰的人有哪些宗教习俗和礼仪禁忌非常重要。不同的宗教有自己的节日,在宗教节日期间,护士应了解服务对象不同的宗教信仰,并向他们的节日表示节日祝贺,可以增进护患之间的信任。如圣诞节(12月25日)、复活节(每年春分月圆后第一个星期日,在3月21日至4月25日之间)是基督教的重要节日;佛诞会、佛生会、盂兰盆会、盂兰盆斋,佛成道日等是佛教的重要节日;开斋节、古尔邦节、圣纪节等是伊斯兰教的重要节日。

2. 不同的饮食习俗　穆斯林的饮食禁忌种类多,动物性食品及其脂类基本都禁忌,尤其禁食猪肉。佛教僧民和教徒终年吃素,不吃荤腥、不饮酒。基督教徒有守斋和忌食习惯,每周五和圣诞前一天(12月24日)是斋戒日,只能吃素菜和鱼类,忌一切肉和酒等。

3. 不同的丧事礼仪　不同的宗教有不同的丧事礼仪,如穆斯林净身后,要用白布裹身;基督教徒需祈祷上教堂等,护理工作中均应给予尊重。

■ 训练活动:涉外病房护士礼仪训练

1. 活动情境

(1)案例资源:史密斯,英国人,男,41岁,某大学外籍教授,因急性肺炎入院。在急诊科检查后,急诊科护士电话通知住院处,住院处通知内科病房。患者来到内科病房,护士接待,安排患者入院。

(2)情境设定:李护士是外籍患者史密斯的责任护士,接电话后按相关护理工作礼仪进行接待,在病区门口等待、迎接患者,向患者进行自我介绍,引导患者进入病房,将患者介绍给同病房的其他患者,并为其作入院介绍和保健指导。

(3)目的:通过角色扮演,掌握涉外护理工作中的接待礼仪、介绍礼仪和其他礼仪。熟悉接待外籍患者的礼仪与沟通,帮助外籍患者熟悉和适应医院环境。

(4)准备:在模拟病区、病房进行,环境整洁、安静。师生着护士服,仪容整洁,衣帽整齐。课前分组,各组根据案例情境进行准备,编排角色。

2. 训练流程

(1)教师对分组练习讲解内容要领和注意事项,提出要求。

接待礼仪:接到入院处电话,及时安排工作,做好相应准备工作后,责任护士到病区门口等候入院的外籍患者,迎接患者入院。

迎接患者,自我介绍礼仪:外籍患者到来时,迎上前去,接过病历,礼貌称呼并问候,进行自我介绍:"您好,史密斯教授,我是您的责任护士李××,很高兴为您服务。"带患者到病房,向同病房患者做介绍。

(2)分组训练:以小组为单位,组长负责,学生分别扮演护士及外籍患者,并交换进行练习,教师巡回指导。

3. 效果评价

(1)涉外礼仪技能评价:见护士涉外病房礼仪评价。

(2)团队意识评价:小组之间配合是否协调,小组内部成员是否积极参与;是否表现出团队协作意识和团队精神。

(3)整体能力评价:训练是否按要求完成;角色安排是否合理,表演是否流畅连贯;实训目标是否达到。

护士涉外病房礼仪评价表

项　目	评　分　要　点	分值	自评	小组评	实得分
致意礼仪	站姿、手姿规范,表情得体,自然大方	20			
称谓礼仪	称谓准确、得体,语言礼貌,表达自然	20			
介绍礼仪	语言礼貌、介绍清楚,顺序正确	20			
接待礼仪	对患者的迎送、接待是否恰当	20			
服饰礼仪	妆容得体,服装清洁、整齐、挺直	20			
总评分及教师评价:					

考核者姓名:

练 习 题

一、选择题

1. 外籍患者住院时,责任护士在哪一处迎候,是较为恰当的礼仪( )

    A. 医院门口　　　　B. 入院处　　　　C. 病区门口　　　　D. 病房门口

2. 接待外宾时,女士的最佳衣着为( )

    A. 纯色连衣裙　　　B. 纯色西服裤装　　C. 纯色西服裙装　　D. 民族服装

3. 法国是名酒的故乡,素有"饮酒冠军"美称的是哪一项( )

    A. 白兰地、葡萄酒　　　　　　　　　　B. 白兰地、甜酒

    C. 香槟、葡萄酒　　　　　　　　　　　D. 白兰地、香槟

4. 在英国,哪一种花不能用来赠送人,因为它代表着死亡( )

    A. 康乃馨　　　　　B. 百合花　　　　C. 月季花　　　　D. 玫瑰

二、判断题

1. 在涉外交往中,礼宾的排序方法之一是依照外宾的身份与职务的高低顺序排列。( )

2. 阿拉伯人最忌讳别人给自己的妻子赠送礼品,他会认为这是对其隐私的侵犯和对其人格的侮辱。( )

3. 德国人爱喝啤酒,不爱吃鱼、虾、海味儿,不喜欢吃辛辣食品,喜食核桃。( )

4. 西餐桌次的高低依距主桌远近而定,右为高,左为低,客人席位的高低,依距主人座位远近而定。( )

三、问答题

1. 饮咖啡时应注意哪些礼仪?

2. 内科病区入院了一位英国女患者,在护理工作中应注意哪些方面?

（黄　敏　周铁波）

参 考 文 献

［1］刘宇.护理礼仪［M］.北京：人民卫生出版社.2006

［2］黄建萍.现代护士实用礼仪［M］.北京：人民军医出版社.2006

［3］高燕.护理礼仪与人际沟通［M］.北京：高等教育出版社.2008

［4］李慧中.跟我学礼仪［M］.北京：中国商业出版社.2002

［5］杨狄.社交礼仪［M］.北京：高等教育出版社.2005

［6］李晓阳.护理礼仪［M］.北京：高等教育出版社.2005

［7］耿洁.护理礼仪［M］.北京：人民卫生出版社.2009

［8］杨晓梅,金雁,纪淑云.护理服务礼仪［M］.北京：人民卫生出版社.2009

［9］邱萌.当代护士礼仪［M］.镇江：江苏大学出版社.2007

［10］位汶军.护理礼仪与形体训练［M］.北京：中国医药科技出版社.2009

［11］肖京华.医护礼仪与形体训练［M］.北京：科学出版社.2007

［12］郭永松.护士职业礼仪［M］.杭州：浙江大学出版社.2010

［13］黄建萍.现代护士实用礼仪［M］.北京：人民军医出版社.2010

［14］闻君,金波.现代礼仪实用全书［M］.北京：时事出版社.2011

［15］刘莹.实用护士礼仪学［M］.北京：科学技术文献出版社.2005

［16］张玲.形体礼仪［M］.武汉：华中科技大学出版社.2010

［17］卢根娣.护士服务礼仪规范［M］.上海：第二军医大学出版社.2009